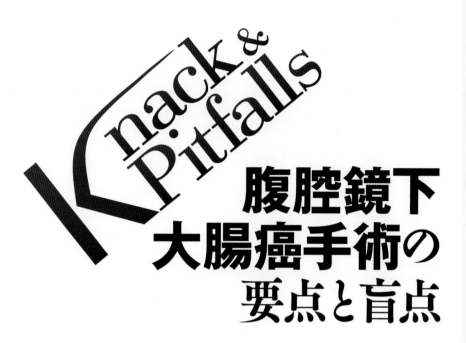

# 腹腔鏡下大腸癌手術の要点と盲点

編集 **杉原健一**
光仁会第一病院院長

**坂井義治**
京都大学教授

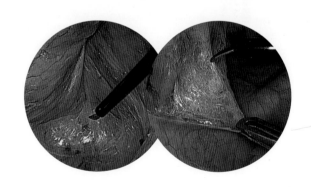

文光堂

執筆者一覧（執筆順）

| | |
|---|---|
| 大塚幸喜 | 岩手医科大学外科 |
| 佐々木章 | 岩手医科大学外科 |
| 永仮邦彦 | 順天堂大学医学部附属浦安病院外科 |
| 福永正氣 | 順天堂大学医学部附属浦安病院外科 |
| 檜井孝夫 | 国立病院機構呉医療センター・中国がんセンター外科 |
| 清水洋祐 | 国立病院機構呉医療センター・中国がんセンター外科 |
| 植松　大 | 佐久総合病院佐久医療センター下部消化管外科 |
| 塚本俊輔 | 国立がん研究センター中央病院大腸外科 |
| 小竹優範 | 厚生連高岡病院外科 |
| 福井雄大 | 虎の門病院消化器外科 |
| 黒柳洋弥 | 虎の門病院消化器外科 |
| 長山　聡 | がん研有明病院大腸外科 |
| 絹笠祐介 | 静岡県立静岡がんセンター大腸外科 |
| 筒井敦子 | 北里大学外科 |
| 渡邊昌彦 | 北里大学外科 |
| 野村明成 | 佐賀大学一般・消化器外科 |
| 堀越邦康 | 聖マリアンナ医科大学横浜市西部病院消化器・一般外科 |
| 國場幸均 | 聖マリアンナ医科大学横浜市西部病院消化器・一般外科 |
| 植木　隆 | 浜の町病院外科 |
| 堀江久永 | 自治医科大学消化器・一般外科 |
| 鯉沼広治 | 自治医科大学消化器・一般外科 |
| 松田　宙 | 大阪大学消化器外科 |
| 猪股雅史 | 大分大学消化器・小児外科 |
| 奥田準二 | 大阪医科大学附属病院がんセンター・消化器外科 |
| 福長洋介 | がん研有明病院大腸外科 |
| 岡林剛史 | 慶應義塾大学一般・消化器外科 |
| 長谷川博俊 | 慶應義塾大学一般・消化器外科 |
| 大田貢由 | 横浜市立大学附属市民総合医療センター消化器病センター |
| 田島正晃 | 大分大学消化器・小児外科 |
| 坂井義治 | 京都大学消化管外科 |
| 山口茂樹 | 埼玉医科大学国際医療センター消化器外科 |
| 河田健二 | 京都大学消化管外科 |
| 小林宏寿 | 東京都立広尾病院外科 |
| 杉原健一 | 光仁会第一病院 |
| 竹政伊知朗 | 札幌医科大学消化器・総合，乳腺・内分泌外科 |
| 山口高史 | 国立病院機構京都医療センター外科 |
| 松末　亮 | 国立病院機構京都医療センター外科 |
| 上原圭介 | 名古屋大学腫瘍外科 |
| 幸田圭史 | 帝京大学ちば総合医療センター外科 |
| 榎本俊行 | 東邦大学医療センター大橋病院外科 |
| 斉田芳久 | 東邦大学医療センター大橋病院外科 |
| 清松知充 | 東京大学腫瘍外科・血管外科 |
| 渡邉聡明 | 東京大学腫瘍外科・血管外科 |
| 山口智弘 | 静岡県立静岡がんセンター大腸外科 |
| 伊藤雅昭 | 国立がん研究センター東病院大腸外科 |
| 秋吉高志 | がん研有明病院大腸外科 |
| 濱田　円 | 関西医科大学消化管外科 |
| 長谷川 傑 | 福岡大学消化器外科 |
| 池田正孝 | 国立病院機構大阪医療センター外科 |
| 関本貢嗣 | 国立病院機構大阪医療センター外科 |
| 肥田侯矢 | 京都大学消化管外科 |
| 高橋　亮 | 京都大学消化管外科 |

# 序文

　このたび大腸疾患に関する「要点と盲点」のシリーズの一つとして「腹腔鏡下大腸癌手術の要点と盲点」を刊行する運びとなりました．

　ご存知のように大腸癌に対する腹腔鏡手術は，機器の改良や手術手技の向上により安全にD3郭清ができるようになったことから，急速な勢いで日本中に浸透してきています．この状況に対応して，大腸癌に対する腹腔鏡手術に関する成書・教科書が幾つか出版されています．しかしそれらは各部位における大腸癌に対する腹腔鏡手術の手順書であり，体位やポートの配置から剥離手順，血管の切離法，腸管の切離法，など手術終了までのすべての手技が網羅的に記載されています．したがって，術式の全体像をつかむことができ，腹腔鏡手術を習い始めの外科医にとっては有益ですが，最初から最後まで読み通すことが必要です．一方，実際に手術を行う際に重要なそれぞれの手技・操作の工夫や注意点は簡単にしか記載されていません．

　本書は，「大腸・肛門外科の要点と盲点」，「大腸癌化学療法の要点と盲点」との姉妹書であり，「要点と盲点」シリーズの特徴を踏襲するように企画されています．つまり，大腸癌に対する腹腔鏡手術を網羅的に解説・記載するのではなく，日常の診療として大腸癌に対して腹腔鏡手術を行う際に経験する疑問点や問題点を拾い上げ，経験豊富な外科医がその対処法を紹介する形式にしてあります．従って，どのようにして攻めてゆくかを迷う病変を取り上げ，複数の経験豊富な外科医にその外科医が実際に行っているアプローチ法を記載してもらいました．それにより，同じ手技・操作場面をそれぞれの先生の工夫や違いを知ることになり，その手技・操作を行ってゆく際の大きなヒントになると思います．また，それらの手技・操作を行う上での「コツと工夫」，「ピットフォール・偶発症への対応」をさらに別の外科医に記載してもらっていますので，結果として読者は経験豊富な多くの外科医のコツや工夫を参照することができます．

　大腸癌に対する腹腔鏡手術の基本的な剥離・操作の標準的な方法を記載した成書はありますが，本書が対象としているような病変に対する腹腔鏡手術の成書は本書が初めてであると思います．また，なるべく文字数を少なくし，箇条書き・簡潔な記載とすることにより，頭の中に入りやすい形式としました．

　本書が先生方の腹腔鏡手術の質をより高め，腹腔鏡手術の治療成績の向上に貢献できることを願っています．

2016年10月

杉原健一
坂井義治

●腹腔鏡下大腸癌手術の要点と盲点

## I 上行結腸癌に対するD3郭清
―肝彎曲近傍の上行結腸癌，c bulky N1 を想定― 1

1. 手術操作手順
   medial approach ──────────────── 大塚幸喜・佐々木章 ── 2
   retromesenteric medial approach ──── 永仮邦彦・福永正氣 ── 10
2. 腸管・腸間膜の剥離・授動におけるコツ・工夫
   ① 十二指腸と結腸間膜背側の間の剥離層を見つけるコツ ── 檜井孝夫・清水洋祐 ── 18
   ② 上腸間膜静脈剥離同定とsurgical trunkへの流入枝を見つけるコツ
   ──────────────────────── 植松 大 ──── 22
   ③ 肥満例での血管同定のコツ ──────── 塚本俊輔 ──── 26
3. 腸管・腸間膜の剥離・授動におけるピットフォール・偶発症の対応
   ① surgical trunk剥離中の出血への対応 ─── 小竹優範 ──── 31
   ② 十二指腸への浸潤が判明した時の対応 ── 福井雄大・黒柳洋弥 ── 36

## II 横行結腸癌に対するD3郭清
―横行結腸中央部の進行癌，cN2 を想定― 41

1. 手術操作手順
   medial approach ──────────────── 絹笠祐介 ──── 42
   superior approach ─────────────── 野村明成 ──── 50
2. 腸管・腸間膜の剥離・授動におけるコツ・工夫
   ① 上腸間膜静脈を見つけるコツ ──────── 堀越邦康・國場幸均 ── 58
   ② 網嚢腔に進入するコツ ─────────── 植木 隆 ──── 62
   ③ 領域血管同定のコツ ──────────── 松田 宙 ──── 66
3. 腸管・腸間膜の剥離・授動におけるピットフォール・偶発症の対応
   ① 肥満例での血管同定のコツ ─────────── 猪股雅史 ──── 70

### ワンポイントアドバイス
上行結腸癌におけるD3郭清範囲―中結腸動脈根部郭清を行うか― 長山 聡 40
横行結腸切除と拡大結腸右半切除の選択をどうするか？ 筒井敦子・渡邊昌彦 49
独立した"left-middle colic A"/IMVの処理はどうするか？ 堀江久永・鯉沼広治 65
SMA領域・IMA領域の郭清範囲 福長洋介 83
Bulky N2でIMA pedicleを把持できない時の対処 小林宏寿・杉原健一 118

## III 脾彎曲近傍進行癌に対するD3郭清
― SMAとIMAの両方向から栄養されている進行癌を想定 ― 75

1. 手術操作手順 ――― 奥田準二 ――― 76
2. 腸管・腸間膜の剝離・授動におけるコツ・工夫
   ① 血管同定のコツ ――― 岡林剛史・長谷川博俊 ――― 84
   ② 網嚢腔に進入するコツ・膵損傷を回避するコツ ――― 大田貢由 ――― 88
3. 腸管・腸間膜の剝離・授動におけるピットフォール・偶発症の対応
   ① 脾臓被膜損傷に対する処置 ――― 田島正晃・猪股雅史 ――― 92

## IV S状結腸癌に対するD3郭清
― 腸間膜癒着型,ないしは右S状結腸型を想定 ― 95

1. 手術操作手順 ――― 坂井義治 ――― 96
2. 腸管・腸間膜の剝離・授動におけるコツ・工夫
   ① 適切な剝離層を見つけるコツ ――― 筒井敦子・渡邊昌彦 ――― 104
   ② 血管処理範囲を決めるコツ ――― 山口茂樹 ――― 108
   ③ 腸管血流の確認のコツ ――― 河田健二 ――― 112
3. 腸管・腸間膜の剝離・授動におけるピットフォール・偶発症の対応
   ① 辺縁動静脈の切離(腸管虚血)に気づいた際の対応 ――― 河田健二 ――― 114

## V 下部直腸癌に対する剝離授動
― Rbにかかる進行癌を想定 ― 119

1. 手術操作手順 ――― 竹政伊知朗 ――― 120
2. 腸管・腸間膜の剝離・授動,直腸切離におけるコツ・工夫
   ① 骨盤神経叢・神経血管束と直腸との剝離層を見つけるコツ ――― 山口高史・松末 亮 ――― 128
   ② 直腸・挙筋間剝離の工夫 ――― 上原圭介 ――― 132

---

腹腔側からの剝離の限界　福井雄大・黒柳洋弥　148
DSTとISRのdecision making　伊藤雅昭　158
エネルギーデバイスの選択:利点と欠点　肥田侯矢・高橋 亮　185
血管合併切除の適応と手技　池田正孝・関本貢嗣　186

③ ステイプラー挿入と直腸切離のコツ ———————— 奥田準二 —— 136
　　④ distal margin の推定と確保の工夫 ———————— 幸田圭史 —— 141
　　⑤ 閉塞性直腸癌におけるステント挿入から直腸切除までのコツ・工夫
　　　　　　　　　　　　　　　　　　　　　　　　———— 榎本俊行・斉田芳久 —— 145
　3. 直腸切離におけるピットフォール・偶発症の対応
　　① distal margin が不十分な時 ———————— 清松知充・渡邉聡明 —— 150
　　② leak test 陽性への対応 ———————— 山口智弘・絹笠祐介 —— 156

# VI 側方郭清
― #283に1.5cm大のリンパ節腫大ありを想定― …… 159

1. 手術操作手順 ———————————————————— 秋吉高志 —— 160
2. 剝離におけるコツ・工夫
　　① 閉鎖神経確認・温存のコツ ———————————— 濱田　円 —— 166
　　② #263D 郭清範囲 ———————————————— 大田貢由 —— 170
　　③ #283リンパ節の最深部の郭清 ———————— 長谷川 傑・坂井義治 —— 174
3. 側方郭清におけるピットフォール・偶発症の対応
　　① 内腸骨静脈枝からの出血に対する対応 —————— 池田正孝・関本貢嗣 —— 180

索　引 …………………………………………………………………………………… 187

## 略語表

| | | |
|---|---|---|
| ASPDV | anterior superior pancreaticoduodenal vein | 前上膵十二指腸静脈 |
| GCT | gastrocolic trunk | 胃結腸静脈幹 |
| ICA | ileocolic artery | 回結腸動脈 |
| ICV | ileocolic vein | 回結腸静脈 |
| IMA | inferior mesenteric artery | 下腸間膜動脈 |
| IMV | inferior mesenteric vein | 下腸間膜静脈 |
| LCA | left colic artery | 左結腸動脈 |
| MCA | middle colic artery | 中結腸動脈 |
| MCV | middle colic vein | 中結腸静脈 |
| RCA | right colic artery | 右結腸動脈 |
| RCV | right colic vein | 右結腸静脈 |
| SMA | superior mesenteric artery | 上腸間膜動脈 |
| SMV | superior mesenteric vein | 上腸間膜静脈 |
| SRA | superior rectal artery | 上直腸動脈 |

# Ⅰ．上行結腸癌に対する D3郭清
―肝彎曲近傍の上行結腸癌，c bulky N1を想定―

# Ⅰ．上行結腸癌に対するD3郭清

## 1．手術操作手順

# medial approach

大塚幸喜・佐々木章

岩手医科大学外科

## 1. この術式を選択する理由

　進行上行結腸癌に対するリンパ節郭清で最も中心となるランドマークは回結腸血管（ICAV）である[1]．ICAV根部は，ほとんどが十二指腸3rd portionの左尾側に位置するため，右結腸間膜に癒着がない限り容易に同定可能である．

## 2. ポートの数と位置（図1），チームの配置（図2）

　ポートは5本としている．カメラポートはmedial approach～surgical trunkの郭清時は恥骨上，回腸切離から上行結腸授動，肝彎曲授動は臍部としている．カメラポート位置と術者の立ち位置を変える理由は，medial approach時の十二指腸や膵頭部の視野が良好であること，そしてsurgical trunkの郭清においてエネルギーデバイスの角度がSMVに対して接線方向にならないためである．もし，カメラポートを臍部に固定する場合は，臍よりも尾側にした方がsurgical trunk，膵頭部の視認は容易である．右側結腸癌の手術においては多方向からの授動や郭清を必要とするため，エネルギーデバイスの先端がブラインドにならないためのカメラワークやポート配置，チーム配置の工夫が必要である．

## 3. 手術操作手順

①右結腸間膜の展開（図3）

　軽い頭低位，左半側臥位とし大網・横行結腸を頭側に移動し，骨盤に落ち込んでいる小腸はその

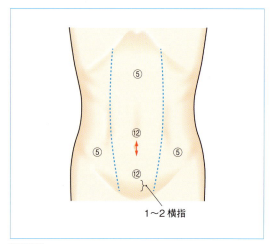

**図1** ポート位置
カメラポートはmedial approach～surgical trunkの郭清時は恥骨上，回腸切離から上行結腸授動，肝彎曲授動は臍部としている．
↔ 小開腹創は臍縦切開とし，腫瘍の大きさに合わせて3～6cmとしている．
◯：ポート径（mm）

状態のまま，その他の小腸は右結腸間膜が展開できる程度まで左側に移動させる．ランドマークとなる十二指腸3rd portionを右結腸間膜越しに透見し，回結腸血管を索状物として確認する．その索状物を腹側に挙上すると回結腸血管の尾側背側の間膜にくぼみが認められる．その部分がmedial approachの開始点となる．

②medial approach（図4）
　medial approach開始点から丁寧に頭側に剝離

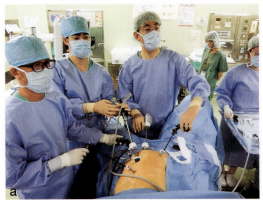

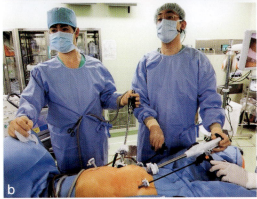

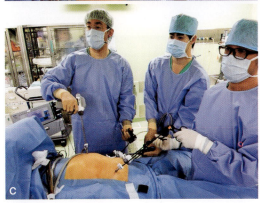

**図2** チーム配置

a：術者はmedial approachからsurgical trunk上の郭清時は患者の脚間に立つ．
b：術者は回腸切離から上行結腸の授動時は患者の左尾側に立つ．
c：術者は肝弯曲部の授動時は患者の左頭側に立つ．

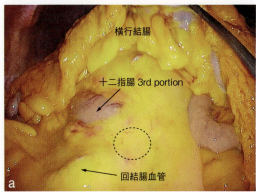

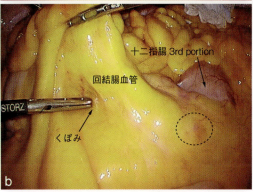

**図3** 右結腸間膜の展開（臍尾側からの視野）

a：大網・横行結腸を頭側に移動し，小腸を右結腸間膜が展開できる程度まで左側に移動させると，ランドマークとなる十二指腸3rd portionが確認できる．
◯：回結腸血管が分岐する部位（十二指腸3rd portion左尾側）．
b：索状の回結腸血管を腹側に挙上すると回結腸血管の尾側背側の間膜にくぼみが認められる．その部分がmedial approachの開始点となる
◯：回結腸血管が分岐する部位（十二指腸3rd portion左尾側）．

を開始すると，まずアワアワした粗な組織が現れる．その組織を腹側から背側に落とすような意識でさらに頭側に向かうと，光沢のある組織が確認できる．間膜を広く切開し視野を良好にしながら，光沢のある剝離層を保ち鈍的・鋭的に頭側に進める．medial approachのwindowを広げ，十

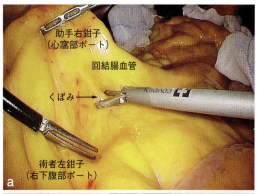
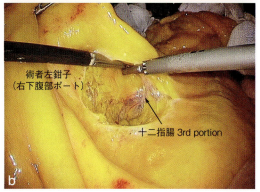

**図4** medial approach（恥骨上からの視野）

a：くぼみ部分からmedial approach開始点．
b：丁寧に頭側に剝離を開始すると，アワアワした粗な組織が現れる．その組織を腹側から背側に落とすような意識でさらに頭側に向かうと，光沢のある組織が確認できる．間膜を広く切開し視野を良好にしながら，光沢のある剝離層を保ち鈍的・鋭的に頭側にすすめ，十二指腸3rd portionを確認する．

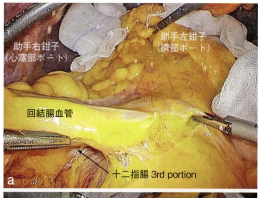
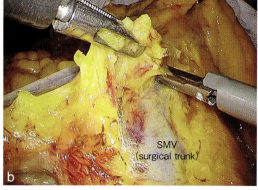

**図5** SMVの露出とNo.203郭清（恥骨上からの視野）

a：回結腸血管の根部側に間膜切開を延長する．
b：SMVの壁と脂肪組織間のスペースにティッシュパッドを挿入し，アクティブブレードが血管に触れないように十分注意しアクティベートする[2]．

二指腸3rd portionが確認できるところまで頭側に剝離する．

③SMVの露出とNo.203郭清（図5, 6）

回結腸血管の根部側に間膜切開を延長し，郭清範囲を設定する．間膜を丁寧に切離しながらSMV本幹，いわゆるsurgical trunkを確認する．この操作が本術式で最も重要であり慎重を要する．SMVの前面を露出し，頭側に郭清を進める．ICVの分岐部を完全に露出しクリッピング後切離するが，静脈周囲は易出血のため剝離は慎重に行

う．その後，ICAの処理を行う．

④No.213郭清（中結腸血管周囲郭清）（図7〜10）

回結腸血管を処理することによってさらにwindowが広がり，十二指腸，膵頭部を損傷することなく，良好な視野で頭側に剝離が可能となる．medial approachの頭側への剝離は可能な限り行うが，一つの目安としては十二指腸の1st portionが確認できるレベルまでとしている．medial approachを頭側のみならず，膵臓に注意しながらSMV側にも十分に剝離を進める．そし

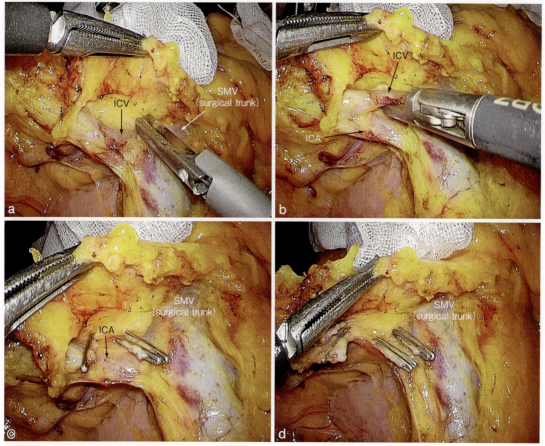

**図6** 回結腸血管の切離（恥骨上からの視野）
a：本症例はICAがSMVの背側を走行するパターンである．ICVの根部を露出．
b：静脈周囲は易出血性のため，剝離は慎重に行う．
c, d：ICAはSMV右側縁で切離する．

て，次に腹側のSMV上を慎重に頭側へ郭清を進めるが，通常であればRCA，あるいはMCA右枝（またはRCA）はSMV上を跨いで走行しているため，各血管を損傷しないように注意が必要である．この時点で右結腸間膜はついたて状になり，間膜の付着部となっているSMV側で切離していくことで全結腸間膜切除（complete mesocolic excision：CME）が可能となる．RCAおよびMCAを根部で切離しD3郭清とする．その際，ほとんどの症例で動脈の背側（頭側）にMCVが存在するため，動脈の剝離，切離には十分注意す る．中結腸血管処理後，SMVの右側に分岐するGCTを右側に進めると，膵臓側からのASPDVと結腸間膜側から副右結腸静脈（ARCV）が確認できるため，慎重に剝離しARCVを根部で切離する．

血管処理をすべて終了後，半ガーゼを十二指腸2nd portion上に留置し，後の頭側から肝結腸曲を授動する際のメルクマールにする．

⑤回腸の切離と右結腸の授動（図11）
medial approachの剝離層を保ちながら，上行

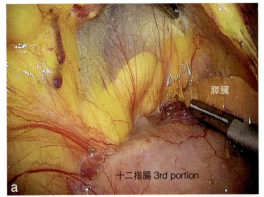
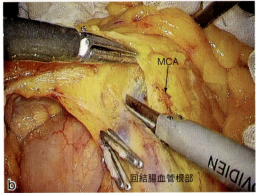
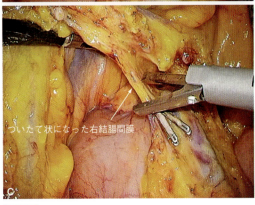
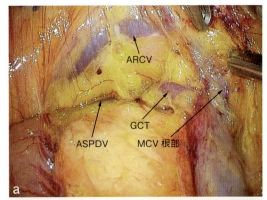
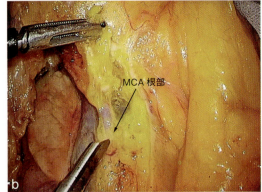
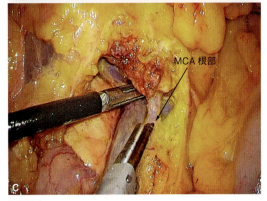

**図7** 全結腸間膜切除（恥骨上からの視野）

a：medial approachを頭側，膵臓（SMV）側に進める．超音波凝固切開装置でアクティベート後，余熱のある状態でアクティブブレードを組織に当てると熱損傷の危険があるため，十二指腸や膵前面の剝離の際は，ティッシュパッド側を使った方が安全である[2]．
b：MCAがSMV上を跨ぐ位置まで露出する．
c：背側（a）と腹側（b）からアプローチすることで，右結腸間膜はついたて状になる．そのついたてをSMV側で切離していくことで，CMEとなる．

**図8** MCAの露出とNo.213郭清（恥骨上からの視野）

a：内側（結腸間膜背側）からARCV, GCTの走行がある程度確認できるまでmedial approachを継続する．
b, c：SMVを跨ぐMCAの根部周囲の腸間膜を処理し，No.213郭清を完成させる．

medial approach

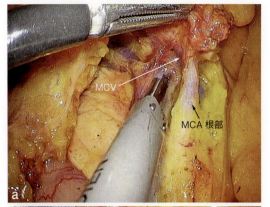
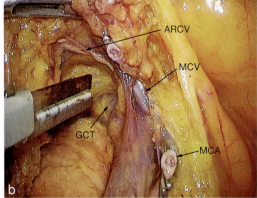
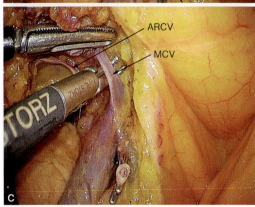

**図9** MCA・V切離（恥骨上からの視野）

a：MCAの背側（頭側）をMCVが走行しているため，動脈剝離は慎重に行う．

b，c：MCV，ARCV，GCTが密集しているため繊細な剝離とクリッピングが必要となる．

ARCV：副右結腸静脈

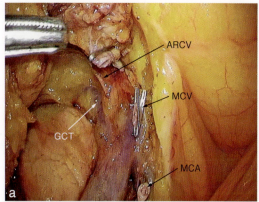
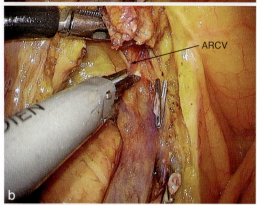
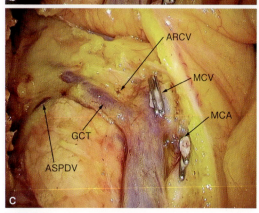

**図10** 副右結腸静脈切離（恥骨上からの視野）

a，b：本症例のARCVは非常に細かったため，超音波凝固切開装置で切離した．

c：medial approachで，すべての主リンパ節郭清を終了．その後に半ガーゼを十二指腸前面に留置する．

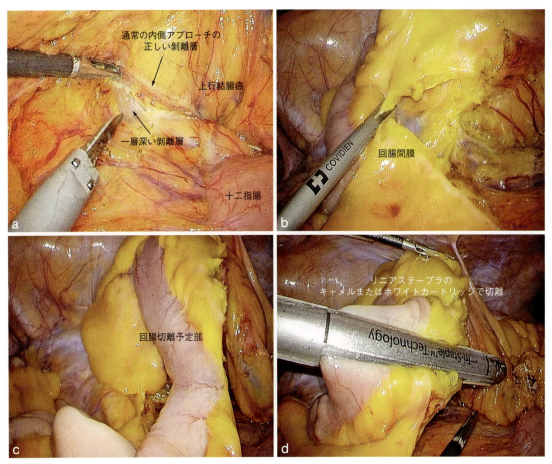

**図11** 回腸切離（臍尾側からの視野）

a：本症例はT4症例のため，上行結腸癌局所は通常の剥離層よりも一層深いGerota筋膜を含めた授動を行った．
b，c，d：内側から回腸間膜を処理し，回腸末端を腹腔内で切離する．本手技に慣れていない場合にはこの操作を無理に行わずに，外側から回盲部，上行結腸を授動しループ状で小開腹創から引き出してもよい．

結腸背側を頭側から尾側に広く剥離する．回腸の切離ラインを決定し回腸を腹腔内で切離し，肛門側腸管（上行結腸）を頭側内側に牽引しながら膜1枚となった上行結腸付着部を切離し尾側から肝結腸曲まで授動する．腹腔内で回腸を切離する利点は，腫瘍腸管（上行結腸）の展開・授動が容易になることと，ループ状に腸管を引き出した場合より小開腹創が確実に小さくなる点である．

⑥**肝結腸曲の授動**（図12）

頭高位とし大網，横行結腸を尾側に牽引するとmedial approach終了時に留置した半ガーゼが肝臓と横行結腸間の間膜に隆起（透見できる場合もある）として確認できる．そのガーゼ上で間膜を切開し内側からの剥離層と交通させ，尾側からの剥離ラインと連続させることで右結腸の授動が完了する．病巣が肝結腸曲寄りの場合は，さらに横行結腸の授動が必要となるため，胃大網血管を損傷しないように大網を処理する．

medial approach

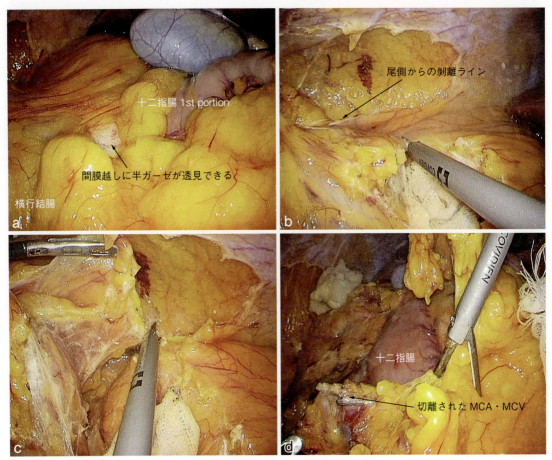

**図12** 肝結腸曲の授動（臍尾側からの視野）

a：大網・横行結腸すべてを尾側に牽引すると，medial approach終了時に留置した半ガーゼが間膜越しに透見できる．
b，c：ガーゼ上で間膜を切開し内側からの剝離層と交通させ，尾側からの剝離ラインと最短で連続させる．
d：横行結腸の授動のため，胃大網血管を損傷しないように横行結腸間膜と大網を処理する．

⑦小開腹と吻合

　小開腹は臍のブラントポートを腫瘍の大きさに合わせて延長し，創縁保護具を装着する．まずは腫瘍側腸管を引き出し切除する．口側回腸も捻れないように回腸断端を小開腹の直前に気腹下で，ラチェットつき鉗子で把持していた状態のまま腹腔外に引き出し，機能的端々吻合を行う．小開腹創から温生理食塩水で洗浄後，再気腹しポート抜去部の出血がないことを確認し閉創する．

[文献]

1) 大塚幸喜ほか：結腸癌に対する安全な腹腔鏡下手術．手術 61：1239-1244, 2007
2) 大塚幸喜ほか：腹腔鏡下大腸癌手術におけるエネルギーデバイスの使い方とコツ．消化器外科 35：437-447, 2012

（執筆協力者：木村聡元・箱崎将規・八重樫瑞典・
上嶋　徳・三宅孝典）

# Ⅰ．上行結腸癌に対するD3郭清

## 1．手術操作手順

# retromesenteric medial approach

永仮邦彦・福永正氣

順天堂大学医学部附属浦安病院外科

## 1．この術式を選択する理由

肝彎曲進行癌では盲腸を含む右半または拡大右半切除を原則として選択し，右側結腸の完全授動を前提としている．内側より後腹膜を剥離後，主要血管を処置するmedial approach法（retromesenteric medial approach法）[1]である．この術式の特徴は腹腔鏡手術の利点を生かした術式で，後腹膜の剥離が効率的で容易なことで，これにより早い時期に主要血管根部の処置，郭清が良好な術野で安全にできること，さらに病変に触れにくいため癌手術の基本が遵守できることで，特に進行癌に対して有用である[2]．

## 2．ポート位置

臍部に小切開下にカメラポートを挿入．標本の回収および吻合は臍部創を利用する．横行結腸手術に準じて左右上下腹部に3～5mmの操作ポートを挿入する．術者操作ポートの一つはガーゼ出し入れのために10mmとしている（図1）．

## 3．手術操作手順

### ①小腸間膜基部左側の腹膜切開

頭低位とし横行結腸を頭側，ついで小腸を頭側右側に順次排除する．助手が2本の鉗子で小腸間膜を把持，これを衝立のように腹側に挙上し小腸の術野への侵入を防ぎ，術野展開する．十二指腸水平部付近の腹膜を頭側より尾側に向けて小腸間膜基部を回盲部付近まで切開する（図2）．

### ②後腹膜からの剥離

注意深く観察すると十二指腸の前面を細血管がすだれのように頭尾側方向に走行し，腸間膜の細血管と走行が異なる．この血管を背側に残すようにして，十二指腸水平部の前面に入り，十二指腸・膵を背側に温存する．ついで十二指腸前面の層を尾側に剥離を進めると，自然にToldtの癒合筋膜の背側すなわち後腹膜下筋膜の層に連なる．剥離開始ポイントから扇状に頭側，尾側，右外側に剥離を進めると短時間に容易に剥離できる．bulkyな腫瘍の場合はあまり外側まで剥離すると病変に近づきすぎるので注意する．この操作で尿管，性腺血管は後腹膜側に自然に残り損傷することはない．剥離が困難な場合は浸潤が疑われるため，意識的に後腹膜下筋膜の背側に入る（図3）[3,4]．

膵前面はあまり正中側まで剥離するとGCTへ流入する結腸静脈枝を損傷することがあるので回結腸血管の頭側の薄くなった腹膜の無血管域を切開し，内側の剥離層と連結し，ここから引き続き十分頭側へ剥離を進め胆嚢が透見できるところまで進めると，肝彎曲での腹膜切開が容易となる．回結腸血管は回盲部からたどることで必ず確認できる（図4）．

### ③膵前面の剥離

やや頭高位とし，大網を正中部で切開し網嚢開放し，引き続き大網の切開を右側に進め，肝彎曲部の腫瘍近傍まで大網を含め横行結腸間膜前面を剥離する（図5）．

ついで正中に戻り網嚢後壁を膵下縁で切開し，

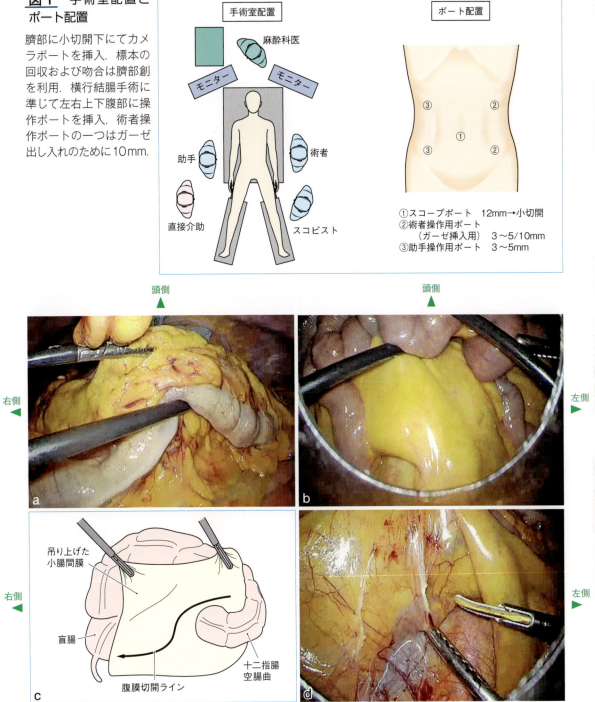

**図1** 手術室配置とポート配置

臍部に小切開下にてカメラポートを挿入．標本の回収および吻合は臍部創を利用．横行結腸手術に準じて左右上下腹部に操作ポートを挿入．術者操作ポートの一つはガーゼ出し入れのために10mm．

① スコープポート　12mm→小切開
② 術者操作用ポート
　（ガーゼ挿入用）　3～5/10mm
③ 助手操作用ポート　3～5mm

**図2** 小腸間膜基部左側の腹膜切開

a：頭低位とし横行結腸を頭側に排除．
b：小腸を頭側右側に順次排除する．
c, d：助手が2本の鉗子で小腸間膜を把持，これを衝立のように腹側に挙上し小腸の術野への侵入を防ぎ，術野展開，十二指腸水平部付近の腹膜を頭側より尾側に向けて小腸間膜基部を回盲部付近まで切開．

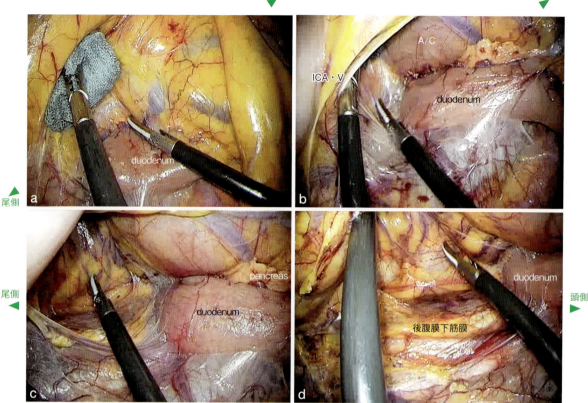

**図3** 後腹膜からの剥離1

a：十二指腸と結腸間膜の間を剥離開始．
b, c：注意深く観察すると十二指腸の前面を細血管がすだれのように頭尾側方向に走行し，腸間膜の細血管と走行が異なる．この血管を背側に残すようにして，十二指腸水平部の前面に入り，十二指腸・膵を背側に温存する．
d：剥離層を外側，尾側に広げる．

さらにSMV前面を尾側に剥離を進めGCT付近までsurgical trunkの頭側を郭清する．引き続き右側結腸から流入してくる静脈のGCTへの流入部をシーリンク切離する．この操作を後回しにすると引き裂いて出血することが多く，しかも止血が困難なため必ずこの時点で処置することがポイントである[5]．さらに背側の膜を切離すると内側からの剥離層と交通する．この操作を先に行うことで尾側からのsurgical trunkの郭清を進めるときに奥行きが確保でき安心して郭清できる（図6）．

### ④surgical trunkの郭清

横行結腸を頭側に小腸を左側に移動させ本来の位置に戻し，回結腸血管の索状を腹側に吊り上げsurgical trunkの郭清を開始する．回結腸血管を挙上すると，その背側とSMA・Vの盛り上がりの間に先の剥離面が透見できるので開窓し，十二指腸を確認し腹膜切開を左側で頭側に向けて延長する（図7）．

### ⑤回結腸根203リンパ節郭清

まずICVの流入部のやや尾側で丹念にSMVを求め，この表面を剥離・露出する．この操作はsurgical trunkを郭清するうえで重要な操作である．SMVの腹側は比較的安全に頭側に向けて剥離可能である[6]．通常は静脈の剥離を先行しICAとICVの位置関係を把握し動脈，静脈は別々に

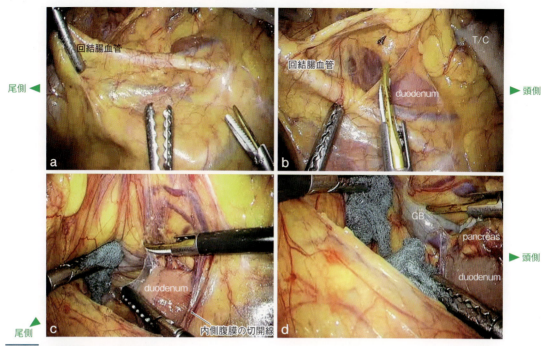

**図4** 後腹膜からの剝離2

a：回結腸血管は回盲部からたどることで必ず確認できるのでその索状を確認．b：回結腸血管の頭側の薄くなった腹膜の無血管域を切開．c：内側の剝離層と連結し，ここから引き続き十分頭側へ剝離を進める．d：腹膜を介し胆囊が透見できるところまで進める．

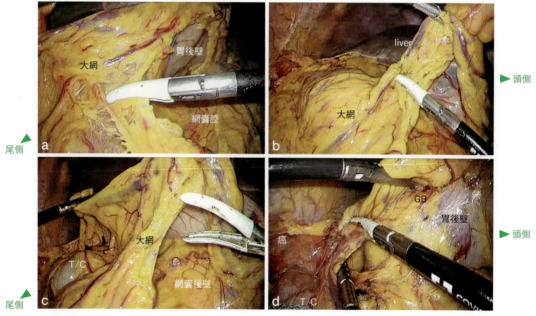

**図5** 膵前面の剝離

a：やや頭高位とし，大網を正中部で切開し網囊を開放．b, c：引き続き大網の切開を右側に進める．d：肝彎曲部の腫瘍近傍まで大網を含め横行結腸を剝離．

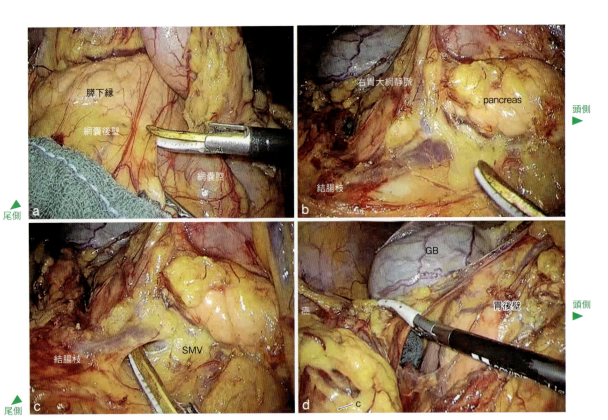

**図6** 膵前面の剥離
a：正中に戻り網嚢後壁を膵下縁で切開.
b：さらにSMV前面を尾側に剥離を進めGCT付近までSTの頭側を郭清.
c：引き続き右側結腸から流入してくる静脈のGCTへの流入部をシーリンク切離.
d：さらに背側の膜を切離すると内側からの剥離層と交通.

処理をする．本症例のように先にSMA周囲の神経叢のみ確認できる場合は神経前面の層で中枢側に郭清を進めていく（図8）.

### ⑥右結腸根213リンパ節郭清

引き続き頭側に剥離を進めRCA, RCV（約30％に存在）は，起始部で回結腸血管と同様に血管処理する．これより頭側の郭清もあらかじめ頭側より剥離されているので安全に進められる．本症例では静脈は頭側からの処理でGCTに流入する部位で切離されている（図9）.

### ⑦中結腸根223リンパ節郭清

さらにsurgical trunkを頭側に剥離を進めると頭側の操作ですでに剥離してある層と繋がり，GCTから膵下縁までのsurgical trunkが確認できる．ここでは頭側・尾側より挟撃するようにアプローチを行う．superior approachでMCVは処理が可能なことが多く，尾側からはMCA周囲の郭清が主な操作である．inferior approachで助手が横行結腸間膜を衝立状に展開しMCA左側の腹膜を切開すると扇の中心部に向けてMCA根部を挟み込み郭清ができる．肝彎曲近傍の上行結腸癌，c bulky N1ではMCA根部切離としている．SMA周囲の神経線維は剥離せず神経前面の層を保ちMCAを確認し根部で切離し郭清を終了する（図10）.

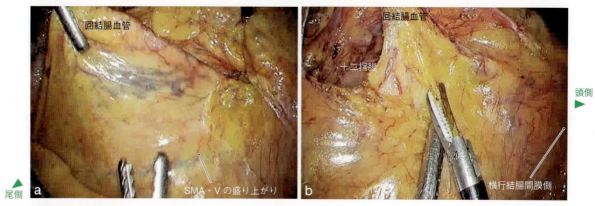

図7 surgical trunkの郭清
a：回結腸血管の索状を腹側に吊り上げSTの郭清を開始する．回結腸血管を挙上するとその背側とSMA・Vの盛り上がりの間に先の剥離面が透見できる．
b：開窓し十二指腸が確認できたら左側の腹膜切開を頭側に向けて延長．

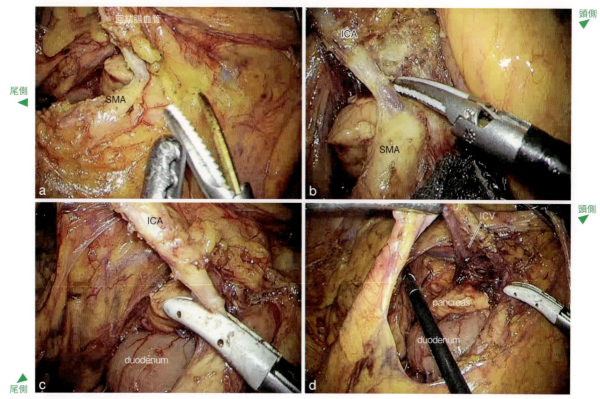

図8 回結腸根203リンパ節郭清
a：SMA周囲の神経叢のみ確認できる場合は神経前面の層で中枢側に郭清を進める．
b：回結腸周囲動脈を剥離．
c：シーリング切離．
d：本症例ではGCTに流入するICVを確認し切離（多くはSMVに流入）．

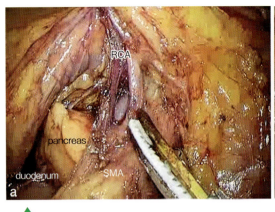
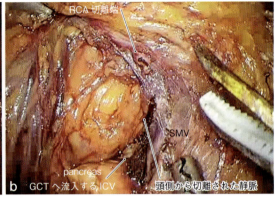

**図9 右結腸根213リンパ節郭清**
a：RCA, RCVが存在する場合には，起始部で回結腸血管と同様に血管処理．
b：本症例では静脈は頭側からの処置でGCTに流入する部位で切離されている．

### ⑧外側腹膜の切離，右側結腸の授動

右側結腸および病変はsurgical trunkの郭清終了時点まで全く触れず，no touch techniqueに準じた癌手術の基本が順守される．最後に十分な右側高位として右側腹膜を尾側から頭側に向けて切開し，内側からの剝離層と繋げ，右側結腸および病変を後腹膜より完全に授動する．

### ⑨臍部小切開

気腹を中止し，臍部のポートを広げ小開腹する．切開創の長さは腫瘍が無理なく体外に引き出せる長さとし，通常4～5cm程度である．病変および腸管を体外に引き出すときは創縁保護のため必ずプロテクターを装着し愛護的に行う．引き出しに難渋する場合は上行結腸と横行結腸の癒着や大網処理が不十分なことに起因している場合が多い．

### ⑩切除・吻合

通常，切除・吻合は腹腔外で行う．原則的に右半または拡大右半切除を行う．吻合に際して血行状態，緊張を入念に確認する．吻合は機能的端々吻合で行うが，吻合前には十分な洗浄をしたのち捻れのないことを確認する．間膜縫合は行っていない（図11）．

### ⑪閉創

再気腹し，出血，吻合状態を確認する．小腸が間膜欠損部より入り込んでいればこれらを引き出す（図12）．十分な腹腔内洗浄後，創閉鎖する．ポート部は再発対策として70％アルコール消毒し，10mmポート部は腹膜を含めて確実に閉鎖する．

### ［文献］

1) 福永正氣ほか：右側結腸癌に対する腹腔鏡下手術─後腹膜剝離先行内側アプローチ法─．消化器外科 26：1703-1714, 2003
2) 福永正氣ほか：腹腔鏡下横行結腸切除術．"Team"が贈る最先端の内視鏡下大腸手術─単孔式からロボット手術まで．奥田準二編著，永井書店，大阪，37-50, 2011
3) 福永正氣ほか：Ⅲ．虫垂・結腸の手術 3.結腸癌手術 b) 横行結腸切除に必要な局所解剖．外科 74：1315-1320, 2012
4) 福永正氣ほか：大腸腹腔鏡下手術─合併症ゼロをめざした秘策─．腹腔鏡下手術に必要な大腸の微細解剖．手術 69：681-688, 2015
5) 福永正氣ほか：内視鏡外科医のための微細局所解剖アトラス．腹腔鏡下右側結腸切除術における腸管授動．手術 66：833-838, 2012
6) 福永正氣ほか：大腸癌腹腔鏡手術の新展開─Reduced port surgeryからロボット手術まで．結腸癌に対するReduced port surgery右側結腸切除を中心に．臨外 70：932-936, 2015

retromesenteric medial approach

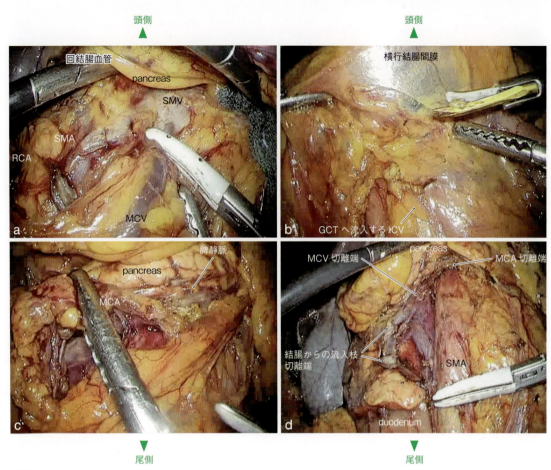

図10 中結腸根223リンパ節郭清

a：superior approachでMCVを処理．b：inferior approachで助手が横行結腸間膜を衝立状に展開．c：肝彎曲近傍の上行結腸癌，c bulky N1ではMCA根部切離．d：本症例はMCA根部が高位であり膵背側で切離．

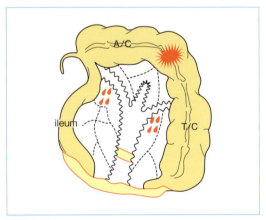

図11 切除・吻合

吻合は基本体外操作でFEEA．吻合前には血流確認（・拍動確認・ドップラー・血管切開）．最後にリークテスト

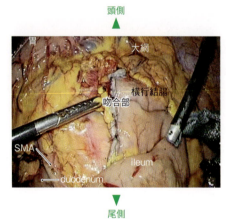

図12 手術終了時確認

再気腹し，出血，吻合状態を確認．小腸が間膜欠損部より入り込んでいればこれらを引き出す．

# I．上行結腸癌に対するD3郭清

## 2．腸管・腸間膜の剥離・授動におけるコツ・工夫

# ① 十二指腸と結腸間膜背側の間の剥離層を見つけるコツ

檜井孝夫・清水洋祐

国立病院機構呉医療センター・中国がんセンター外科

## 1．発生解剖学的観点から見た剥離・授動のポイント[1〜3]

1）十二指腸から横行結腸の領域は，発生過程でSMAを中心として大きく回転する．この際，上行結腸が右側に移動して結腸間膜が壁側腹膜と癒合して右Toldt筋膜を形成するが，癒合前に作られた区画は維持されるため，血管，リンパ管，神経は癒合筋膜を貫くことはない．

**Point** 正しい層に入れば，鈍的剥離のみで授動可能であり，主要な脈管以外の処理は不要となる．出血する場合には正しい層を剥離していない．

2）発生過程で膵頭と十二指腸が右に倒れるため，十二指腸間膜の後葉（右葉）は壁側腹膜と癒合し，Treitz膵後筋膜を形成する．

**Point** ICA・V尾側からのmedial approach（B）の場合，右Toldt筋膜の剥離は，右側結腸間膜の背側に沿って剥離を進める．腎前筋膜側に沿って剥離を進めると十二指腸背側に入ってしまう．

3）横行結腸間膜の右側の起始部は，膵頭の中間の高さを横切る．十二指腸下行部ならびに膵頭は横行結腸間膜根により上下に分けられ，その下部は膵頭前面の腹膜だけでなく，横行結腸間膜の後葉にも覆われている．

**Point** 十二指腸水平部（尾側）からのアプローチと，横行結腸を尾側に下ろし，十二指腸下行部を頭側からのアプローチで横行結腸間膜根部を十二指腸から剥離する．

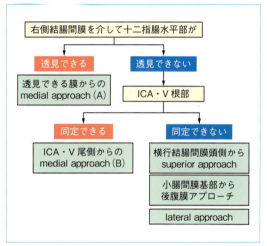

**図1** 右側結腸間膜授動のアプローチ方法

## 2．ポート位置と術野の展開

原則的に4本のポートを使用する．臍下部はカメラポート，術者は患者左側に立ち，臍左側ポート（12mm）と下腹部正中ポート（5mm）を使う．助手は臍右側ポート（5mm）を使うが，術野展開が困難な場合，右側に1本（5mm）追加する．

## 3．手術手技

十二指腸水平部が間膜から透見可能か，ICA・Vの根部が同定可能かどうかによってアプローチ法を選択する（図1）．本項では，安全で簡便な十二指腸水平部からのmedial approach法（A）の実際ならびにその際の工夫やコツについて提示する．

①右側結腸間膜と十二指腸の間の剝離・授動（図2）

体位は水平位（または軽度頭高位）・左低位とし，右側結腸間膜の前面にある小腸を患者左側および骨盤腔内へ移動させる．助手は横行結腸間膜を鉗子で把持し頭側に挙上すると右結腸間膜前面が展開され，そこに十二指腸水平部が透見できる（図2a）．透見できる薄い間膜を尾側から電気メス（または超音波凝固切開装置）で切開する．

間膜を持ち上げて十二指腸を愛護的に背側に圧排すると結腸間膜と十二指腸，膵臓の間は容易に剝離できる．助手の鉗子で内側・腹側に，術者の左手鉗子で外側・腹側に持ち上げ，剝離を進めると同時に，脈管を損傷しないよう間膜が透見できる範囲で切開しwindowを広げる（図2b）．手順としては，① 術者が両手鉗子で間膜を腹側に持ち上げて術野を展開する，② 右手の鉗子を助手の鉗子と入れ替え引き抜く，③ 術者右手鉗子で後腹膜下筋膜（右側では腎前筋膜）を背側に押し下げる．④ 剝離が進んだら術者が再度，両手鉗子をさらに奥の結腸間膜（または結腸そのもの）を腹側に持ち上げて①から③の操作を繰り返し，扇状に剝離・授動を進める．剝離を頭側に進め最後の膜を破ると肝臓下面または胆囊が見えてくる．剝離は右外側にも広げ，上行結腸の背側を十分に剝離しておく．

**Point** 剝離面が広くなると剝離された間膜が邪魔になってくる．ここで間膜を押し込むのではなく，手前に牽引しながら膜が張った状態で腹側に持ち上げると横行結腸間膜と上行結腸間膜ならびに後腹膜下筋膜（右腎前筋膜）の剝離面が接する線が中央で交差し，Y字（またはベンツ）マークとなる（図2c）．

②ICA・Vの同定と十二指腸からの剝離・授動（図3）

回盲部の腸間膜を助手の鉗子で腹側・外側に牽引するとICA・Vが尾根として認識でき，同部の尾側の陥凹した線を腹膜切開線とする（図3a）．この時，図2cで剝離した十二指腸水平部を目標に，ICA・Vの背側面の剝離を進める．ICA・Vを腹側に持ち上げつつ，ペディクルの背側の組織を丁寧に尾側に引き下げながら剝離を進める．

ICA・Vの背側を剝離すると，十二指腸水平部が尾側から見える．尾側からのアプローチは十二指腸水平部尾側に到達すれば同部の剝離が終了する（図3b）．ICA・Vを根部でクリッピング・切離した後，ICA・Vを含む結腸間膜を右外側，腹側に牽引し，剝離を外側に進めると，頭側の十二指腸外側の剝離面に連続する．

**Point** ICA・Vを含む間膜の背側での剝離面を見失った場合，頭側の十二指腸外側剝離面から尾側に剝離面を辿っていくと，回盲部の背側の剝離面が同定できる．

③横行結腸間膜と十二指腸の間の剝離と肝彎曲の授動（図4）

図2bで剝離した十二指腸下行部前面にガーゼを挿入する（十二指腸の保護を兼ねる）．次に横行結腸を尾側に下ろし，術者左手で横行結腸間膜を尾側に圧排しながら，大網を右胃大網動静脈よりも尾側で切離する（図4b）．横行結腸間膜の前葉が背側にあることを意識しながら，それよりも腹側にある大網組織を外側に向かって切開していくと，その先にガーゼが出てくる（図4c）．ガーゼ前面の膜を切開し，術者左手鉗子をそこに挿入して肝彎曲部を尾側に引き下げると，肝結腸靭帯が1枚の面として認識できるので，結腸に沿って手前から切開する（図4d）．

**Point** 術者は，左手鉗子で横行結腸間膜近傍の大網を把持して横行結腸を常に視認できる位置を保ち，右手の超音波凝固切開装置を使って緊張がかかった大網の切離を横行結腸寄りで進めると周囲の臓器損傷を防ぐことができる．

[文献]

1) Yamaguchi S, et al：Venous anatomy of the right colon. Precise structure of the major veins and gastrocolic trunk in 58 cadavers. Dis Colon Rectum 45：1337-1340, 2002
2) Hasegawa S, et al：Medially approached radical lymph node dissection along the surgical trunk for

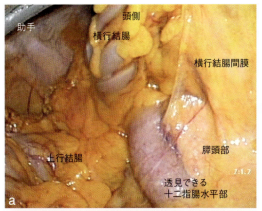
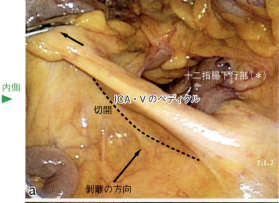
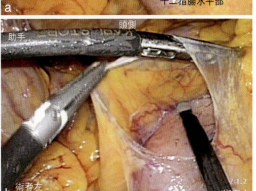
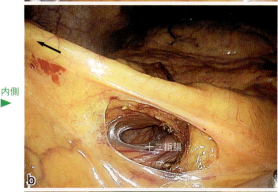
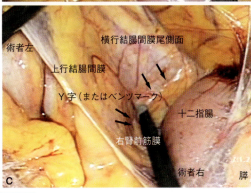
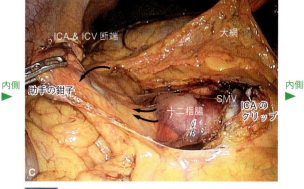

**図2** 十二指腸水平部から扇状に右側結腸間膜を剝離・授動

a：横行結腸間膜を頭側に持ち上げると十二指腸水平部が透見できる．
b：間膜を持ち上げて十二指腸を愛護的に背側に圧排すると結腸間膜と十二指腸，膵臓の間は容易に剝離できる．剝離を進めると同時に，膜を透明な範囲で切開し，windowを広げ，助手の鉗子で内側・腹側に，術者の左手鉗子で外側・腹側に持ち上げる．十二指腸の下行部を頭側に剝離を進める．
c：十二指腸下行部外側に剝離を進める．

**図3** ICA・Vの根部の背側面と十二指腸の間の剝離

a：回盲部の腸間膜を助手の鉗子で持ち上げてICA・Vのペディクルを固定・牽引して，尾側からの腹膜切開線を決める．この時，図2cで剝離した十二指腸水平部の剝離面（＊）を目標に，ICA・Vの背側の剝離を進める．
b：ICA・Vの背側を剝離すると，十二指腸水平部が尾側から見える．
c：ICA・Vを根部で結紮・切離した後，ペディクルを右外側，腹側に牽引し，その背側の剝離を外側に進めると，頭側の十二指腸外側の剝離面に連続する．

①十二指腸と結腸間膜背側の間の剝離層を見つけるコツ

## Knack & Pitfalls

- 安定したランドマークである十二指腸水平部前面から直接目的の層に入る.
- 結腸間膜から十二指腸を最初に剥離して背側に落とし損傷を回避する.
- ICA・Vを授動する際に十二指腸側の剥離目標が最初に設定できる.

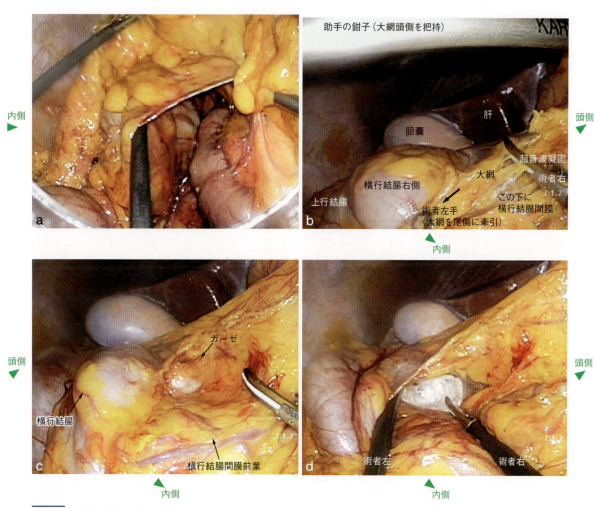

**図4** 横行結腸間膜の前葉と十二指腸下行部の間の剥離
a：図2bで剥離した十二指腸下行部前面
b：横行結腸を尾側に下ろし，術者左手で横行結腸間膜を尾側に圧排し視認しながら大網を切離する.
c：横行結腸間膜前葉に沿って大網を切開していくと，その先にガーゼが見えてくる.
d：ガーゼ前面の膜を切開し，術者左手鉗子をそこに挿入して肝彎曲部を尾側に引き下げると，肝結腸靱帯が1枚の面として認識できる.

advanced right-sided colon cancers. Surg Endosc 21：1657, 2007

3）秋田恵一：横行結腸間膜に分布する動脈の発生. 手術 68：1545-1552，2014

# I. 上行結腸癌に対するD3郭清

## 2. 腸管・腸間膜の剥離・授動におけるコツ・工夫

## ② 上腸間膜静脈剥離同定とsurgical trunkへの流入枝を見つけるコツ

植松 大

佐久総合病院佐久医療センター下部消化管外科

### 1. SMV剥離同定する部位

通常，リンパ節郭清では，リンパ節を含む脂肪組織と血管周囲神経叢の間の疎な結合組織間隙を目安として剥離を行う．結腸右半切除術のD3郭清の場合，この結合組織間隙に入って剥離を行っても，SMAの表層では厚い神経叢が存在しておりSMA本幹の同定は困難である．一方，SMVの血管鞘は薄い結合組織が存在するのみである．そこで，Henleの胃結腸静脈幹からICV流入部までの3～4cmのSMVの区間はsurgical trunkと呼ばれ，結腸右半切除術のD3郭清における最も重要なランドマークとなる．しかし，SMAの分枝がSMVの腹側を走行している部位では，SMAから分枝を取り巻いている神経叢がSMVの表層に存在することになる．特にICAがSMVの腹側を走行している症例では，surgical trunkの全長にわたり神経叢で覆われた状態となり，surgical trunkとしてSMVの同定はむずかしくなる（図1）．以上から，SMAの分枝がSMVの腹側を走行していないICV流入部より末梢のSMV本幹において，SMVの剥離同定を行うことが好ましいと考える．

**Point** surgical trunkの表層は神経叢で覆われており，ICV流入部遠位での同定が有効である．

### 2. SMV剥離同定の手技

ICV流入部をV字型に吊り上げるように，助手にICA・Vを含む腸間膜および横行結腸間膜中央を把持挙上させる．ICA・Vの腸間膜脂肪組織のコンパートメントを維持しながら中枢に向かって腸間膜を剥離していくと，剥離ラインが不明瞭となってくる．この部位が，ICV流入部からSMVの末梢1～2cm以内の範囲である（図2a）．同部位でのSMVを露出するため，先端が鈍の腸把持鉗子を用いてICAを腹膜ごと把持挙上して，腹膜直下の脂肪組織と血管周囲神経叢の間の疎な結合組織間隙を目安として鈍的剥離する（図2b, c）．この鉗子を使用することで，組織抵抗の弱い組織間隙を触覚認識しながらSMVの損傷も予防できる．特に腸間膜脂肪組織の多い症例では，SMVを同定するまでに余分な剥離操作が繰り返され不用意な出血に遭遇することが多いので，手術手技を定型化して効率的かつ安全に行う必要がある．

**Point** 先端が鈍で軽度彎曲した腸把持鉗子は，SMVの剥離同定には有効である．

### 3. surgical trunkの流入枝の露出

ICAを結紮切離後，SMAから連なるSMVの表層の神経叢を把持挙上して，先端が鈍の腸把持鉗子を用いて，SMVに沿って頭側にトンネリング操作で剥離する（図3）．SMVの左縁に沿って腹側の神経叢を切離しながら，SMAの分枝を結紮切離していく（図4）．要するに，D3リンパ節郭清の一環としてsurgical trunkの露出が行われることになる[1,2]．SMVの右側に分岐するHenleの胃結腸静脈幹が確認されるが，同定し難い時には，結腸間膜を膵頭部から剥離して右結腸静脈を逆行性にHenleの胃結腸静脈幹まで追って確認し

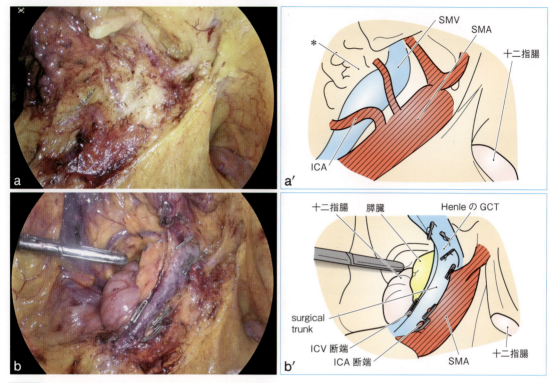

**図1** surgical trunk としての SMV の解剖構造

a：SMA・V 表層の脂肪組織と血管周囲神経叢の間の結合組織間隙を剝離して血管周囲神経叢を露出したが，SMV は神経叢で覆われた状態であり同定は困難である．
a′：SMA・V 表層の剝離された脂肪組織の flap を＊として表示．神経叢で覆われた SMA とその分枝を斜線領域としてオーバーラップ．
b：SMV 左縁で SMA の分枝と共に周囲神経叢を切離して D3 郭清を終了したところ，surgical trunk の全貌が確認可能．
b′：神経叢で覆われた SMA とその分枝を斜線領域としてオーバーラップ．

てもよい（図5）．そして，その頭側には，垂直方向に分岐する MCV が確認されることが多い．

**Point** SMV 腹側に血管鞘が存在していると流入枝を同定し難いので，SMV の外膜を露出することが好ましい．

［文献］

1) Hasegawa S, et al：Medially approach radical lymph node dissection along the surgical trunk for advanced right-sided colon cancers. Surg Endosc 21：1657, 2007
2) Uematsu D, et al：Radical lymphadenectomy for advanced colon cancer via separation of the mesocolon into two layers as in filleting fish. Surg Endosc 25：1659-1660, 2011

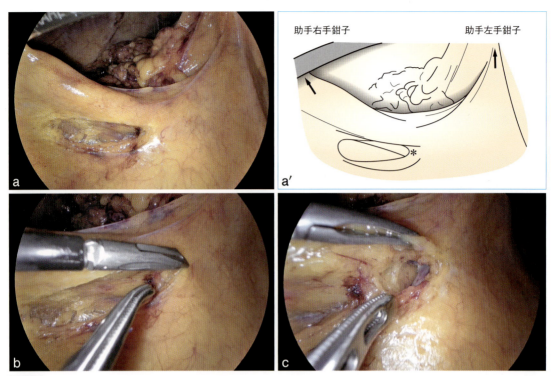

**図2** ICV流入部から遠位のSMVの露出

a：ICV流入部近傍では，剝離ラインが不明瞭になってくる．
a′：剝離ライン不明瞭となる部位を＊として表示．
b：ICA表層の腹膜を把持挙上して，SMVを露出するつもりで鈍的剝離を行う．
c：ICVとSMVの分岐部を割かないように，SMVの腹側を剝離するように心がける．

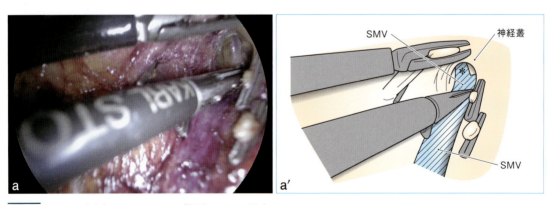

**図3** SMV腹側のトンネリング操作による露出

a：SMVの表層の神経叢を把持挙上して，SMVの腹側に沿って頭側に向かって鈍的剝離を行うが，MCVが膵下縁近くで垂直に分岐するので損傷しないように注意する．
a′：神経叢を斜線領域としてオーバーラップ．HenleのGCTを＊として表示．

# Knack & Pitfalls

》 surgical trunkの表層はSMAから連なる神経叢で覆われている．
》 SMV剝離同定は回結腸静脈流入部遠位から開始する．
》 SMVの流入枝の確認にはSMV外膜露出が必要である．

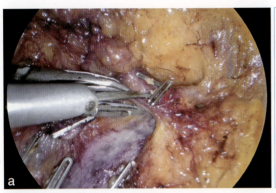 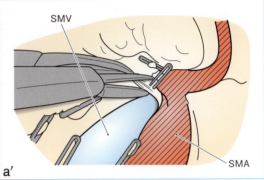

**図4** surgical trunkの露出
a：MCAの右枝をSMV左縁で結紮・切離した後，神経叢を切除．
a'：SMAとその分枝と推測される領域を斜線領域としてオーバーラップ．

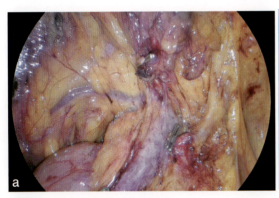 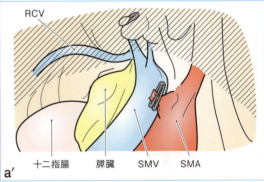

**図5** HenleのGCTの露出
a：HenleのGCTの同定困難の時には，結腸間膜を膵頭部から剝離してRCVを逆行性にHenleのGCTまで剝離してもよい．
a'：横行結腸間膜を斜線領域としてオーバーラップ．

I．上行結腸癌に対するD3郭清

2．腸管・腸間膜の剥離・授動におけるコツ・工夫

# ③ 肥満例での血管同定のコツ

塚本俊輔

国立がん研究センター中央病院大腸外科

　右側結腸癌手術におけるリンパ節郭清はSMA・Vの分枝を処理しながら進めるが，これらの血管のバリエーションに術中に対応する必要がある．特にRCA・V，MCA・V領域では変異が多く，さらに肥満症例では内臓脂肪が厚く血管を簡単には同定できない．そのため，血管を確実に同定するためには定まった順序で血管処理を行っていくことが重要となる．ここでは肥満症例の結腸右半切除術における，血管同定のコツについて解説する．

## 1. 体位とポート配置

　体位はレビテーターを使用して砕石位をとり，ポートは5ポートとする．ポート留置後に術者は患者の脚間に立ち，下腹部の2つのポートより手術を行う．臍部の12mmポートよりカメラを入れ，主に術者右手の手術機器が入る左下腹部のポートを12mmとして，他のポートは5mmとする（図1）．この配置によりSMAとSMVが術者右手のデバイスとほぼ平行となるため，郭清と血管処理が容易になる．通常はベッドを頭低位，軽度の左下斜位としているが，肥満症例では左下斜位をやや強くして郭清の際に小腸が術野に張り出してくるのを防ぐ．肥満症例では腹腔内に生理的癒着を認める症例も多いが，その際には郭清に先立って右側結腸間膜の癒着を剥離しておくとオリエンテーションがつきやすい（図2）．

**Point** 術者が患者の脚間に立つことにより，中枢郭清が容易になる．

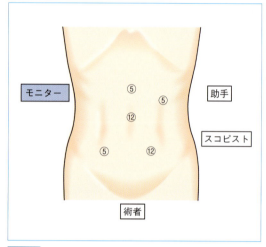

**図1** ポート配置

術者右手が左下腹部の12mmポートを使用することにより，SMVとSMAに平行にデバイスを操作することが可能であり，郭清が容易となる．

## 2. 血管処理の順序

　肥満症例においては腸間膜の厚い脂肪に覆われて血管が同定できないことが多いため，解剖学的変異の少ない部位から手術を開始する．いったん中枢血管に沿うことができればそのバリエーションに惑わされずに，それぞれの血管を根部で同定することが可能となり術中に迷うことがなくなる．結腸右半切除ではMCA，RCA，ICAと，その同名静脈のMCV，RCV，ICV，GCTに流入する副右結腸静脈を処理する必要がある．この中で最も恒常性が高いものはICA・Vで100％の症例に認める．しかし，MCAは5％程で欠損し，

独立したRCAにおいては35%ほどしか存在しない[1]。そのため血管処理はICA・Vの処理を最初に行い，その後に上方に郭清を進める．上方に郭清を行う際には，多くの症例ではSMV左縁に沿って行うことで十分である．しかし肝彎曲部近傍のbulky N1といった症例では中結腸動脈右枝領域のリンパ節転移は十分に予想されるため，この領域をマージンを確保して完全に郭清することが必要となる．腫瘍学的な観点からは郭清すべきリンパ組織に切り込むことは絶対に避けるため先にMCA根部を同定し，末梢に追い郭清する手技を行っている．肥満症例ではMCA根部の同定をいきなり行うことは難易度が高い．しかしICA・V切離後にSMAを常に確認しつつ上方へ郭清を進める方法によりMCA根部を確実に同定できる．そのため血管処理の順序は ① ICA・V，② RCA・V，③ MCA・V，④ 副右結腸静脈の順となる．

**Point** 肥満症例では血管処理の順序を定型化することで血管のバリエーションに惑わされない．

## 3. ICA・Vの処理

ICA・V処理に先立ち，その尾側の腹膜を切開してmedial approachを開始して十二指腸を背側へ落とす．助手にICA・V付近の腹膜を把持して挙上させ，その尾側の腹膜の"くぼみ"を目印に切開を行うが肥満症例ではこの"くぼみ"がわかりにくいため最初は慎重に剝離を進める．しかし十二指腸を確認できれば，その後の剝離は十二指腸の腹側に沿って一気に進めることができる．左下ポートから入れたデバイスがICA・V根部に当たる際には，ICA・Vの処理前には無理に膵頭部は剝離しない（図3）．次にSMV前面の露出を行うが，ICAはSMVの腹側を走行する場合と背側を走行する場合があるため，術前の造影CTで確認しておくと楽である．肥満症例では脂肪に切り込むと容易に出血をきたすが，静脈の前面の層は最も容易に剝離が可能であり出血を起こすことが少ない．そのためSMV前面を郭清する際には静脈前面の組織をすべて切除側として，静脈の表面

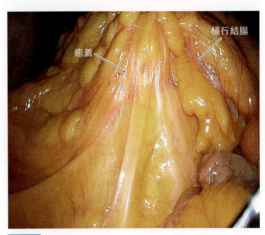

**図2** 腹腔内癒着
肥満症例では，腹腔内に生理的癒着を認めることが多い．横行結腸と上行結腸の間膜の癒着を剝離するとオリエンテーションがつく．

を確認しながら郭清を進めることにより，腫瘍学的に正しい手術のみならず出血の少ない安全な手術となる．ICAの根部付近でSMAはSMVに最も近接するため，SMAの同定はICA郭清の際に行うことが最も簡単である．ICAとICVをクリッピングして切離する（図4）．

**Point** SMAの確認は，SMAとSMVが最も近接するICAのレベルで行う．

## 4. 中枢郭清

ICA・Vの切離部位より頭側へ，常にSMAを確認しながら郭清を進めてMCA根部を目指す．SMVとSMAに沿うリンパ節は解剖学的には上腸間膜リンパ節と呼ばれ厳密に分かつことはできないため[2]，郭清のラインを腫瘍の位置や深達度に応じて決定する必要がある．肝彎曲部のbulky N1症例ではSMAを確認しつつ上方へ郭清を進めることにより確実にMCA根部を同定できる．SMA周囲には神経叢があり，その前面は疎な組織となっている．血管が乏しいこの層で剝離することにより出血が少なく，さらには神経叢の損傷を防ぐこともできる（図5）．超音波凝固切開装置を神経叢前面の層にすべり込ませて，その腹側の組織を一括で挟んで切ることにより，肥満症例に

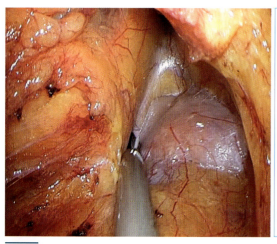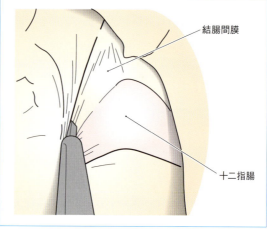

**図3** medial approach

血管処理に先立ち十二指腸を背側に落とす．肥満症例でも十二指腸前面を目印にすれば適切な層で剝離が容易である．

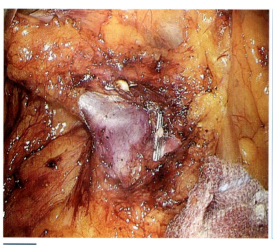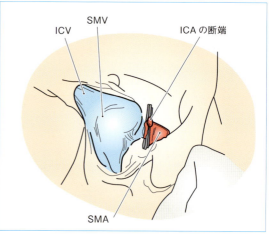

**図4** ICA・Vの切離

SMAの同定は，ICA・Vを切離するレベルが最も容易である．

おいても脂肪組織からの出血が少なくなる．RCVは通常SMAの右腹側より立ち上がりSMVの腹側を走行する．そのためRCAが存在する症例ではSMA沿いに上方へ郭清を進めると，必ず根部が同定できるため，これをクリッピングして切離する．このラインを保持し，さらに頭側へ郭清を進めるとMCA根部に至る（図6）．RCVに関しては，SMVの表面を露出しつつ上方へ郭清を進める過程で容易に根部が同定できる．

**Point** SMAを確認しつつ上方へ郭清を進めることにより，体格によらずMCA根部を確実に同定できる．

### 5. MCAと副右結腸静脈の処理

MCA根部を露出した後に，MCA本幹を末梢側へ追っていく．右枝と左枝の分岐部を確認して，右枝のみを切離する（図7）．動脈切離に先立ってSMVとその前面の組織を十分に剝離して

③肥満例での血管同定のコツ

## Knack & Pitfalls

≫ 恒常的に存在する血管から処理することにより，脂肪が厚くても迷いにくい．
≫ 中枢血管壁を確認しつつ上方へ郭清すると切離する血管の同定が容易となる．
≫ 郭清すべき組織へ切り込まないため，中枢側→末梢側へ血管を追う．

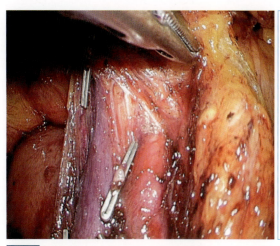 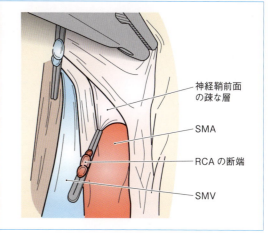

**図5** SMAを同定しながらの郭清
SMAの同定の際には神経鞘の前面の層を選択することにより脂肪組織からの出血が少ない．

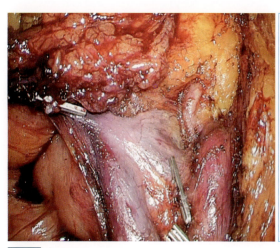 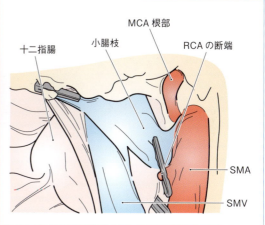

**図6** MCA
SMAに沿って上方へ郭清していくと，MCA根部が容易に同定できる．

おくことにより，動脈処理の際に背側にあるSMVとその分枝を損傷する危険がなくなる．MCA右枝の背側をMCVが走行することが多いため，このレベルで静脈も切離する．MCA・V右枝を切離するとSMV前面の組織の緊張がなくなるため，GCT周囲の操作がやりやすくなる．しかし動脈切離後は助手の牽引による緊張が静脈のみにかかるために裂けやすくなる．肥満症例では間膜が重く牽引を強くしがちであるが，過度に牽引しないよう注意を払う必要がある．副右結腸

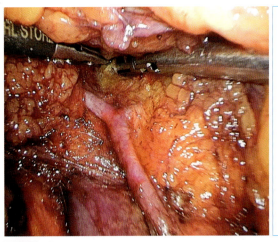 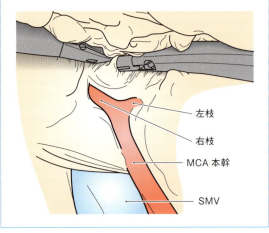

**図7** MCA右枝
MCA右枝を切離する際には，中枢から血管を追うことにより郭清すべきリンパ組織に切り込まない．

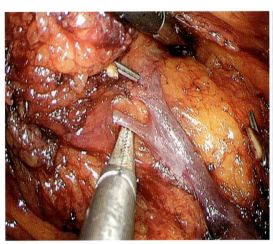 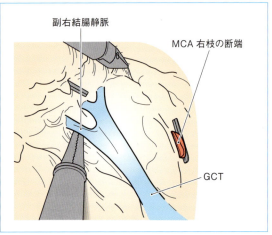

**図8** 副右結腸静脈
SMV→GCT→副右結腸静脈の順に静脈を追うことにより，裂けやすい静脈も安全に同定が可能となる．

静脈の同定も中枢→末梢の手順を守って行う．前の操作で剥離しておいたSMVの右側でGCTの根部を同定し，末梢へ追っていく．右胃大網静脈を温存し，副右結腸静脈を切離する（図8）．中枢郭清を終了後に腸管授動を行い，小開腹を置いて標本を摘出する．

**Point** MCA右枝の処理後はGCT周囲の処理がしやすくなるが，静脈周囲を牽引し過ぎない．

[文献]

1) Michels NA, et al：Routes of collateral circulation of the gastrointestinal tract as ascertained in a dissection of 500 bodies. Int Surg 49：8-28, 1968
2) 佐藤達夫ほか：大腸（直腸を除く）の局所解剖—特にリンパ系と自律神経系について—．手術 48：1415-1425, 1994

I. 上行結腸癌に対するD3郭清

3. 腸管・腸間膜の剝離・授動におけるピットフォール・偶発症の対応

# ① surgical trunk 剝離中の出血への対応

小竹優範

厚生連高岡病院外科

## 1. 術前の準備

　腹腔鏡下大腸切除術の術中合併症として最も多いのが出血(3.01%)と報告され[1]，日本内視鏡外科学会の第12回アンケート調査[2]でも，小腸・大腸疾患に対する腹腔鏡下手術において出血(4.1%)が最多であった．出血への対応は，まず出血をさせないことである．そのためには症例ごとの解剖や一般的に出血しやすい部位を把握し，止血への準備を行い慎重に手術を行う必要がある．術前には3D-CTにて血管の構築を行い，SMA・Vの走行，ICAがSMVの腹側を走行するか背側かの確認，RCAの有無，MCA・Vの分岐形態などを事前に確認する．通常のCT画像でも血管の走行や周囲臓器との位置関係を頭の中で立体的に構築する訓練も必要である．

**Point** 出血をさせないためには出血しやすい部位を理解し術前画像で各症例の解剖を把握する．

## 2. surgical trunk 周囲剝離と静脈からの出血

　静脈は動脈に比べ壁構造が薄く，牽引や剝離操作で容易に損傷・出血をきたす．しかしいったん静脈壁を確認し愛護的な剝離を継続すれば比較的容易で出血し難い．初めに回結腸血管を同定し，その尾側レベルでSMVの本幹を露出し確認する．常に手術操作近傍にガーゼを置いておき(図1a)，出血した際には(図1b)近傍のガーゼにて安全で確実な圧迫止血をまず試みる(図1c)．その後，出血点を確認し必要あれば電気メス，超音波凝固切開装置，ソフト凝固などで追加止血を図る．特にソフト凝固は，低温で蛋白を変性させて止血するため，静脈出血に対し凝固電極付送水吸引管で吸引しながら出血点を撫でるように当てるとほとんどの場合ゆっくりと凝固止血される(図1d)．D3郭清の際には，SMV腹側に存在する膜様組織をしっかり切離し静脈壁を露出させる．この膜様組織は比較的強く有効に把持・展開ができる．この組織のみを把持し，SMVを優しく背側に叩くように頭側へ剝離した後に，SMV左縁で超音波凝固切開装置を用いD3郭清を行う．この操作にて易出血性であるリンパ組織を直接把持することなく，腫瘍学的にも安全で確実な郭清ができる．

　SMVからICVを確認する際，周囲に細かい分枝を認める．特にICVの頭側・尾側には細い静脈分枝を認めるため，損傷・出血する前にICVに沿って超音波凝固切開装置にて凝固・切離する．細かい分枝静脈を損傷すると湧き出るような出血をきたすので注意が必要である．ICVの背側には分枝を認めない．GCTから副右結腸静脈(accessory right colic vein：ARCV)の出血には注意が必要である．損傷にて大出血となりやすく，止血操作にて周囲臓器である膵臓を損傷する可能性がある．大網切離し網嚢を開放し頭側から剝離を開始する場合は，GCT周囲の解剖を確認し(図2a)，ARCVを安全・確実に処理が可能なら切離を行うが，尾側からの剝離をせずARCVを処理する際に背側から出血をさせることがあるため注意が必要である(図2b, c)．出血した際に

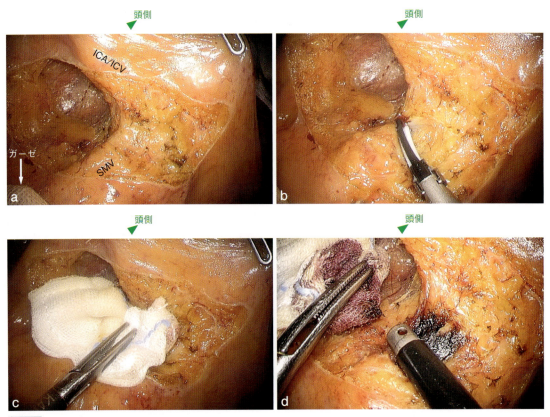

**図1** SMVからの出血対処
a：手術操作近傍にガーゼ（矢印）を置いておく．
b：SMV右縁からの出血を認める．
c：近傍のガーゼで圧迫止血を行う．
d：ソフト凝固で撫でるように当て凝固止血を行う．

は，前述同様に近傍のガーゼで圧迫止血を行い（図2d），出血点を確認しソフト凝固などで止血を図る（図2e）．逆に，尾側から剝離した際（図3a），GCT周囲が奥深く操作し難くなれば頭側からも確認し（図3b），可能なら早めにARCVを切離する（図3c, d）．再気腹後に腹腔内に大量の出血・凝血塊を認める場合には（多くは引き出し操作によるARCV付近の損傷）（図4a），鏡視下では有効な吸引ができず出血点が不明のまま時間だけが過ぎることもあり（図4b），その場合は躊躇せず小開腹創を延長させ凝血塊を取り除き，出血点を確認し速やかに止血を行う判断も必要である．

**Point** 出血した際はまず近傍のガーゼで圧迫止血を試みる．その後，出血点を確認し適切な止血処置を行う．

## 3. surgical trunk周囲剝離と動脈からの出血

ICAがSMVの背側を走行している場合は，ICVを切離後に背側に存在するICAの外膜を切開し血管を露出し処理する．静脈のような動脈への細い流入血管はないため，動脈周囲の剝離操作では大きな出血は認めにくいが，小出血に対しては適宜止血を行う．ICAを処理する際に，手前のSMVに熱損傷など損傷させないよう注意が必要である（図5a）．動脈から出血した際は，出血点を血管ごと把持するか（図5b），出血点の両側

① surgical trunk剝離中の出血への対応

## Knack & Pitfalls

≫ 出血しやすい部位を理解し術前画像で解剖を把握し止血準備を整え手術を行う．
≫ 出血時はまずガーゼで圧迫止血し出血点を確認し適切な止血処置を行う．
≫ 鏡視下で止血困難な場合は開腹移行を躊躇せず安全確実に止血する．

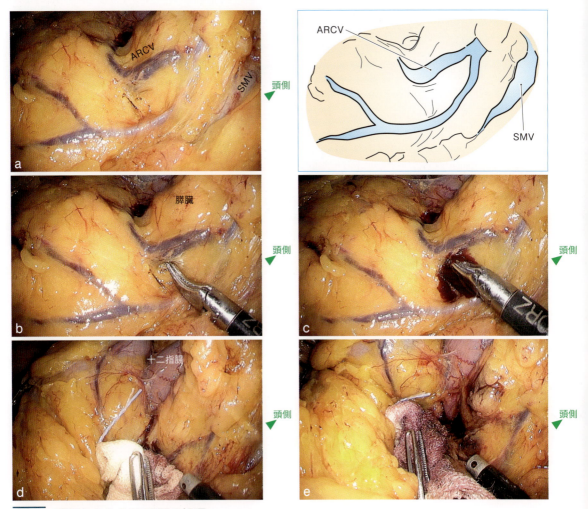

**図2** 頭側からのGCT周囲の処理
a：GCT周囲の解剖．
b：尾側からの剥離をせずARCVの処理を開始した．
c：ARCV背側からの静脈性出血を認めた．
d：近傍のガーゼで圧迫止血を行う．
e：出血点を確認しソフト凝固で止血を図る．

を把持し出血をまずコントロールする．把持できない場合は，近傍に待機させてあるガーゼで圧迫止血を行いながら，周囲の凝血塊を吸引し出血部位を確認しクリップ止血を行う．ICAがSMVの腹側を走行している場合は，動脈周囲神経組織が固く剥離・郭清が難しくなる．この場合も，露出させたSMVの腹側に存在する膜様組織を把持し，背側のSMVを優しく背側に叩き，腹側を横

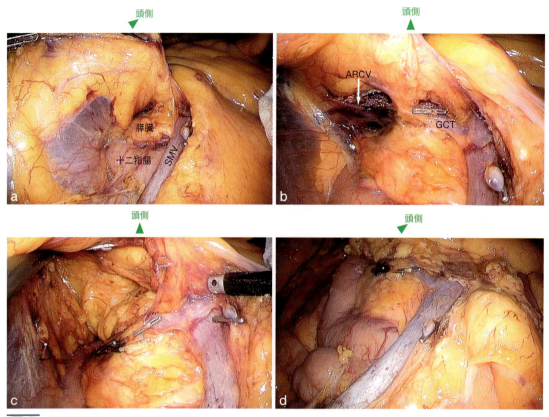

**図3** 尾側からのGCT周囲の処理
a：GCT周囲の解剖．
b：図2cの出血させたARCV（矢印）を止血後，尾側より剝離し確認した．奥には頭側のガーゼを確認できる．
c：ARCV切離後．
d：SMV周囲D3郭清後．

切るICAを確認し，SMVの左縁で血管を露出し切離する．さらに頭側へ剝離を進めると，RCAが存在する場合にはSMVの腹側を走行することが多いため，同様に処理する．常に出血をさせないような操作を心がけていても時に出血することがある．腹腔鏡下操作中での出血に対しては，まずガーゼ圧迫などで止血を図り，気持ちを落ち着かせる．出血点を確認し適切な方法で止血を行い，止血困難な場合は開腹移行し確実に止血し安全に手術を終了することが大切である．

**Point** 鏡視下で止血困難な場合は開腹移行し，確実に止血し安全に手術を終了することが大切である．

［文献］

1) Sammour T, et al：Laparoscopic colorectal surgery is associated with a higher intraoperative complication rate than open surgery. Ann Surg 253：35-43, 2011
2) 日本内視鏡外科学会：内視鏡外科手術に対するアンケート調査（第12回集計結果報告）．日鏡外会誌19：541-546, 2014

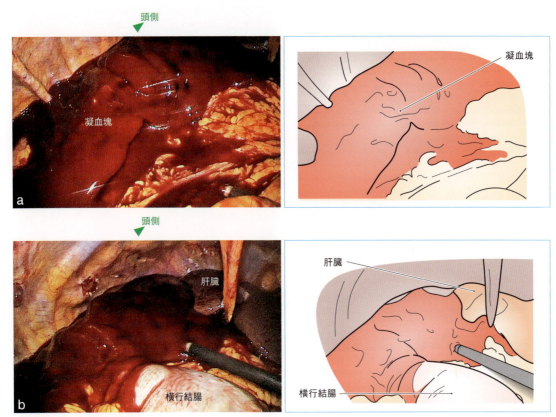

**図4** 再気腹後の出血
a：腹腔内に大量の出血・凝血塊を認める．
b：鏡視下操作だけでは凝血塊を効果的に吸引ができず，出血点が不明なこともある．

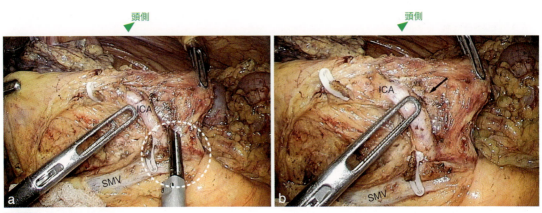

**図5** 動脈への対応
a：ICAを処理する際に，手前のSMVを損傷させないよう注意が必要である．
b：動脈から出血した際は，出血点（矢印）を血管ごと把持する．

# Ⅰ．上行結腸癌に対するD3郭清
## 3．腸管・腸間膜の剥離・授動におけるピットフォール・偶発症の対応

# ② 十二指腸への浸潤が判明した時の対応

福井雄大・黒柳洋弥

虎の門病院消化器外科

## 1．術前の画像評価

　術前にCTやMRIで腫瘍と十二指腸の関係を評価する．当科では2010年4月〜2016年3月までに543例の結腸右半切除術を施行し，術前画像評価にて十二指腸浸潤の可能性ありと判断した症例は10例あり，実際に浸潤を認めた症例は4例であった（図1）．Bulkyな腫瘍は炎症を伴っていることも多いため過大評価となりやすいが，術中に十二指腸浸潤が判明して慌てないためにも覚悟をもって手術に臨むべきである．もし十二指腸浸潤が高度で膵頭十二指腸切除が必要と判断すれば最初から開腹で行う，もしくは術前化学療法を施行する選択肢もある．

**Point** 術前の画像評価で腹腔鏡手術の適応を見極めることが肝要である．

## 2．手術手技

　当科ではinferior approachにて回盲部の授動から開始している．右尿管および性腺動静脈を確認し，内側では十二指腸水平脚および膵を確認しておく（図2）．続いて血管処理に移行するが，回盲部を授動しておくと，より安全かつ容易にICA/ICVの処理を行うことができる（図3a）．ICA/ICVを根部で処理したら，SMV前面に沿って頭側へ剥離を進め，十二指腸下行脚，膵，GCTおよび副右結腸静脈（ARCV）を確認する（図3b）．ARCVを処理するとともに，必要に応じてMCA/MCVを処理する．ここで十二指腸との剥離が困難な場合には，先に肝彎曲の授動を行い，多方向から剥離を試みると剥離できる場合もある．肝彎曲に向けて横行結腸間膜と大網を剥離しつつ，大網を必要に応じて切除側に付けながら切除していく．この展開の際に上行結腸を必要以上に尾側へ引くとARCVがGCT流入部で裂けて思わぬ出血をきたすことがあるため，できれば肝彎曲の授動を行う前にARCVを切離しておくのがよい．肝彎曲の授動が完了すると，尾側からだけでなく頭側および外側からも十二指腸との剥離を試みることができる．それでもなお剥離が困難な場合には合併切除をするべきである．

**Point** 多方向からアプローチを試み，criticalなところは最後に攻めるのがよい．

## 3．十二指腸への浸潤が判明した時の対応

　浸潤が疑われたり炎症により剥離が困難な場合には必要に応じて合併切除し，腫瘍の露出を避ける（図4）．十二指腸壁が菲薄化もしくは穿孔した場合には縫合補強もしくは単純縫合閉鎖を行う．十二指腸壁の欠損部が大きく単純閉鎖では狭窄が危惧される場合には空腸を挙上し，側々吻合を行う（図5a）．これは手技が簡便で吻合も1ヵ所で済むというメリットがある．空腸漿膜をpatchのようにして被覆したり（図5b），R-Y型に十二指腸空腸吻合を行うといった方法もある（図5c）．膵頭部への浸潤を認めた場合には膵頭十二指腸切除，胃十二指腸への浸潤を認めた場合には幽門側胃切除を行う．当科では十二指腸浸潤を認めた4例は全例開腹移行を要した．これらに局所再発は

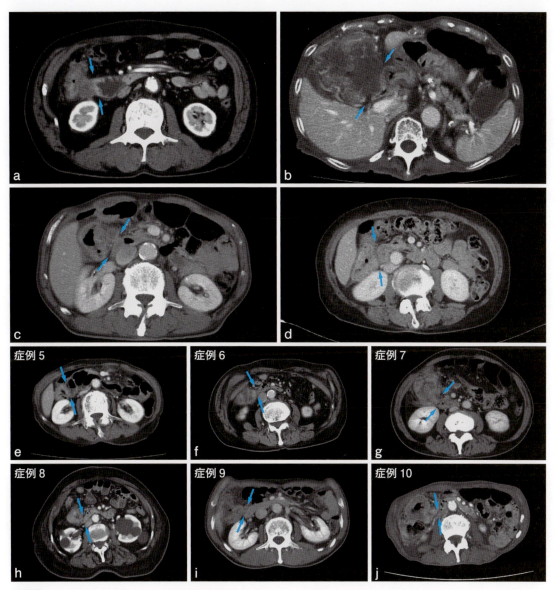

**図1** 術前画像評価にて十二指腸浸潤の可能性ありと判断した症例（実際に浸潤を認めたのはa〜dの4例）

a：症例1．術前の上部消化管内視鏡検査にて十二指腸下行脚粘膜面に腫瘍の浸潤を認めたため，最初から開腹にて膵頭十二指腸切除術を併施した．

b：症例2．術前の上部消化管内視鏡検査にて胃前庭部に腫瘍の浸潤を認めた．腹腔鏡にて腹膜播種がないことを確認し，回盲部〜肝彎曲の授動を腹腔鏡下に行った後に開腹し，幽門側胃切除術を併施した．

c：症例3．腹腔鏡下に開始したが，術中に浸潤が疑われたため，開腹移行して十二指腸壁を一部合併切除，縫合閉鎖した．

d：症例4．腹腔鏡下に開始したが，術中に十二指腸浸潤を疑い，開腹移行して十二指腸壁を合併切除し，脆弱部を縫合補強した．

e〜j：症例5〜10．術前評価では十二指腸浸潤の可能性も考えたが，腹腔鏡下に剥離可能であった．

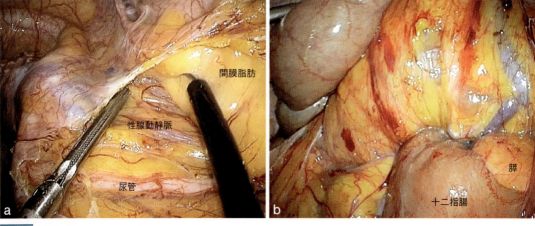

**図2** inferior approach
a：右尿管および性腺動静脈を確認しつつ，右側結腸間膜と後腹膜を剝離していく．
b：内側で十二指腸水平脚および膵を確認しておく．

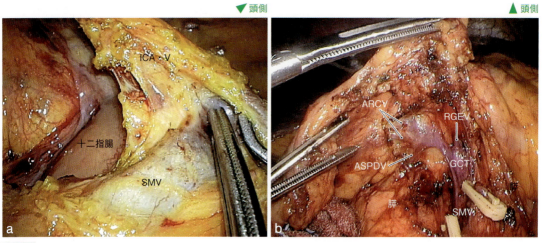

**図3** 血管処理
a：ICA・V尾側で間膜を開けるとinferior approachからの剝離層と交通し，十二指腸を確認できる．
b：十二指腸下行脚および膵，膵前面でGCTから分岐する副右結腸静脈（ARCV）を確認できる．展開を変える際にここから思わぬ出血をきたすことがあるため，できれば肝彎曲の授動を行う前にARCVを切離しておくのがよい．

認めていない．

**Point** 十二指腸浸潤の場所や程度により，十二指腸合併切除，膵頭十二指腸切除，幽門側胃切除などの適切な術式を併施する．いずれにしても腹腔鏡にこだわらず，必要であれば開腹移行して安全に施行すべきである．

②十二指腸への浸潤が判明した時の対応

# Knack & Pitfalls

≫ 多方向からアプローチし，criticalなところは最後に攻める．
≫ 炎症により剥離が困難であったり浸潤を疑う場合には迷わず合併切除し，腫瘍の露出は絶対に避ける．
≫ 合併切除する際の再建法を知っておくとともに，必要であれば開腹移行する．

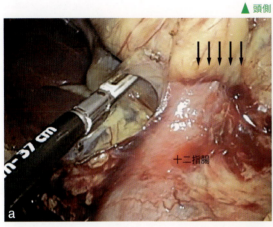
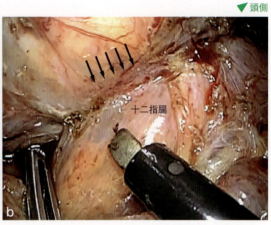
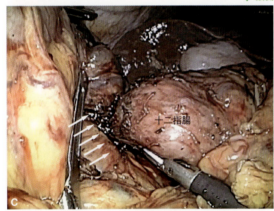

図4　十二指腸浸潤例
a：症例2．矢印の部位で胃前庭部〜十二指腸に浸潤を認め，開腹移行し幽門側胃切除術を行った．
b：症例3．矢印の部位で十二指腸浸潤が疑われたため，開腹移行して十二指腸壁を一部合併切除し，縫合閉鎖した．
c：症例4．矢印の部位に十二指腸浸潤を疑い，十二指腸壁を削るように切除し，脆弱部を縫合補強した．

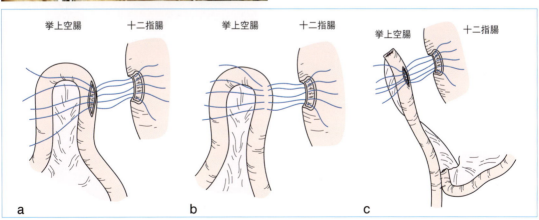

図5　十二指腸欠損部の再建法
a：挙上空腸との側々吻合．b：挙上空腸を用いた漿膜パッチ．c：R-Y型

### One Point Advice

# 上行結腸癌におけるD3郭清範囲
## —中結腸動脈根部郭清を行うか—

長山　聡　[がん研有明病院大腸外科]

　肝彎曲近傍の上行結腸癌で，c bulky N1を想定した場合，MCA根部の郭清は行うべきである．その際に，MCAを根部で切離する（図1）か，あるいはMCA根部の郭清を行いつつMCA右枝根部で切離する（図2）かは，術中所見を考慮して判断すればよい．例えば，横行結腸がかなり長く，余裕をもって吻合操作が行える場合や，横行結腸左側の血流障害が懸念される場合などはMCA左枝を温存するのがよい．

◆ medial approachによるD3郭清のコツ

　MCA根部の郭清をmedial approachで安全に，確実に行うための準備として，①SMV前面を露出させて，surgical trunkの郭清を末梢から中枢方向へと確実に行い，Henle trunkを同定して，副右結腸静脈をすべて処理しておくこと，②膵頭部周辺を剝離し，膵の輪郭を把握して横行結腸間膜根の厚みを視認できるようにすること，③可能であれば，SMVを中枢側に追求して，MCV根部を同定しておくこと，が重要である．特に膵頭部での膵の厚みを認識し，MCVとの位置関係も理解したうえで，MCA根部周囲を郭清することにより，膵損傷や出血を未然に防ぎつつ，必要十分なD3郭清を行うことができる．

◆ MCA根部処理のコツ

　MCAを根部で処理する場合には，横行結腸間膜を衝立状に立てるように展開し，Treitz靱帯近傍から膵上縁で横行結腸間膜を穿破して，網嚢内に進入することも一つの方法である．網嚢を開放した術野展開により，膵体部の輪郭が把握でき，膵頭部の輪郭と連続させるようにイメージすることで，横行結腸間膜根の厚みと郭清範囲を立体的に視認できるようになる．surgical trunkの郭清領域中枢部（Henle trunk領域）と網嚢へ進入した

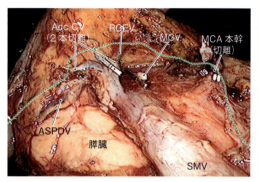

[図1] MCA根部で切離した際の郭清範囲（点線領域）
ASPDV：前上膵十二指腸静脈，Acc CV：副右結腸静脈，RGEV：右胃大網静脈

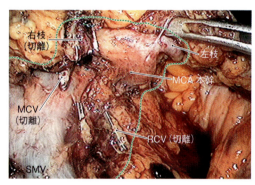

[図2] MCA根部を郭清しつつ，MCA右枝を切離した郭清範囲（点線領域）

領域（横行結腸間膜穿破部位）の両方向から，横行結腸間膜根を徐々に狭めるように処理していくと，MCA根部周囲の郭清を確実に行うことができる．

# II．横行結腸癌に対するD3郭清

―横行結腸中央部の進行癌，cN2を想定―

Ⅱ．横行結腸癌に対するD3郭清

## 1. 手術操作手順

# medial approach

絹笠祐介

静岡県立静岡がんセンター大腸外科

### 1. この術式を選択する理由

　進行横行結腸癌に対する手術の場合，肝・脾彎曲の授動と，MCA・Vの根部郭清を要し，さまざまな立ち位置からの操作が必要となる．最も大事なsurgical trunkの露出に主眼を置き，SMVをメルクマールに尾側から頭側へ，他の解剖（特に胃や大網からの血管）に惑わされることなく，順に血管を根部で処理することが可能となる．尾側からSMVを露出しながら処理を行えば，誤ってリンパ節を取り残すことがなくなる（図1）．

### 2. ポート位置（図2）

　臍部に小切開下にカメラポートを挿入，体外操作は臍部創を頭側へ延長して行う．カメラが5mmであれば，右下ポートは5mmでもよい．操作範囲に応じて立ち位置を変える．

### 3. 手術操作手順

①SMVの露出（図3）

　十二指腸下行脚が透見できる右結腸間膜の無血管野をメルクマールに，郭清の尾側端を決める．腹膜を切開した後，脚間に移動し郭清を開始する．腹膜を腹側に牽引し，脂肪組織にテンションをかけ，慎重に脂肪を割っていくとSMVが露出するので，この層を頭側に広げる．

②膵頭十二指腸の露出（図4）

　SMVを確認した後，腹膜の切開を右側に広げ，十二指腸下行脚をメルクマールに膵頭十二指腸と

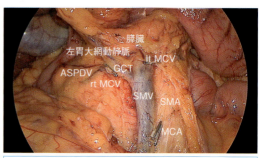
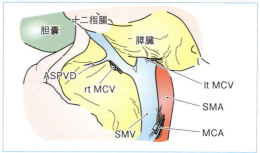

図1　郭清終了図

横行結腸間膜との間を鈍的に剥離する．

③surgical trunkの露出（GCTの確認）（図5）

　膵頭部を鈍的に露出していくと，多くの場合，GCTに流入する結腸枝が間膜の背側から透見できる．間膜処理をSMV前面に戻し，SMVを露出しながらSMV右縁と膵頭部の間隙に向かうリンパ管（結腸間膜）を頭側に向けて切離し，SMV前面を露出していく．

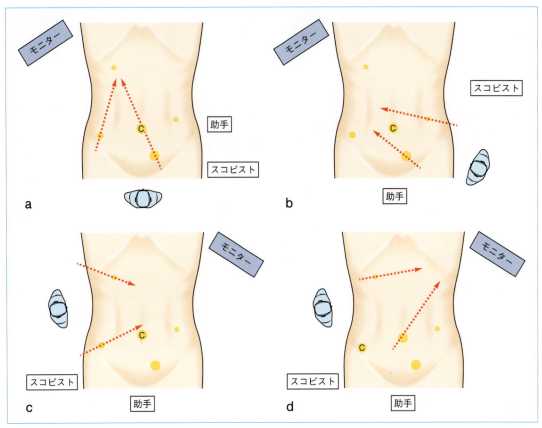

**図2** ポート位置
a：・surgical trunkの露出
　　・D3郭清（中結腸除く）
b：・medial approach（右側）
　　・肝彎曲〜上行結腸授動
c：・中結腸根部切離
　　・膵下面剥離
　　・medial approach（左側）
d：・脾彎曲授動（最深部）

### ④MCAの切離（図6）

GCTを処理する前に，多くの場合に手前にある動脈の処理をしておく．MCAを根部で露出し，クリップ後切離する．動脈切離後は，背側の神経を意識して切離するとGCT周囲の視野が開ける．

### ⑤GCTの処理（MCV右枝の切離）（図7）

MCAを切離後，SMV右縁に沿って血管を露出し，丁寧にGCTを露出する．剥離を頭側に進め，膵頭部を確認したのち，ASPDVを温存するように結腸からの流入枝をクリップ後切離する．結腸からの流入枝は1本とは限らない．

### ⑥medial approach（図8）

GCTを処理後，medial approachを頭側に進め，十分に十二指腸を過ぎたところで，可能であれば肝結腸間膜を破り，ガーゼを挿入しておく．

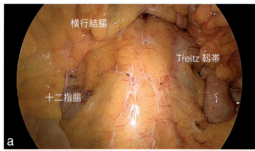
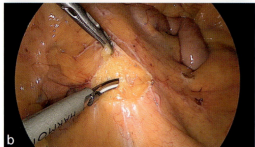
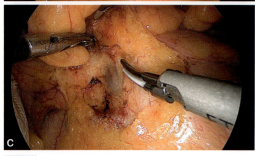

**図3** SMVの露出
a：無血管野をメルクマールに郭清尾側端を決める．
b：腹膜を切開する．
c：腹膜を腹側に牽引し，脂肪を切離する．

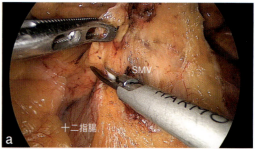
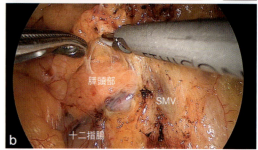

**図4** 膵頭十二指腸の露出
a, b：十二指腸下行脚をメルクマールに膵頭十二指腸を露出する．

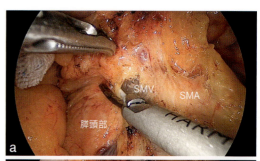
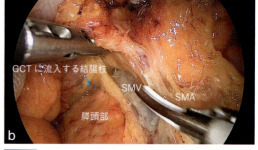

**図5** surgical trunkの露出
a：SMVを露出しながらSMV右縁と膵頭部の間隙に向かうリンパ管（結腸間膜）を頭側に向けて切離する．
b：GCTに流入する結腸枝が間膜の背側から透見できる．

⑦肝彎曲の授動（図9）

　横行結腸を足側に牽引し，先に挿入したガーゼをメルクマールに肝結腸間膜を外側に向かって切離し，肝彎曲を授動する．

⑧膵頭部および膵体下縁の露出（図10）

　網嚢腔を開放した後，横行結腸間膜の付け根を膵頭部下縁に沿って左側へ向かって切離する．始めに横行結腸間膜前葉を切離し，膵実質を露出させ，膵臓を損傷しないように注意しながら，膵体部に沿って左側へ剥離を進める．途中SMVが確

medial approach

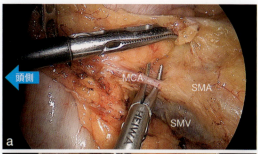
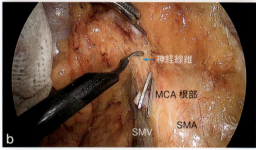
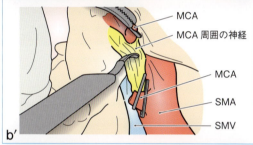
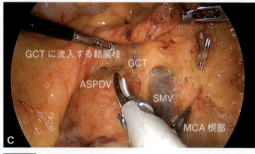

**図6** MCAの切離
a：MCAの露出．
b：MCA背側の神経線維．
c：神経切離後の視野．

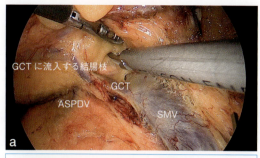
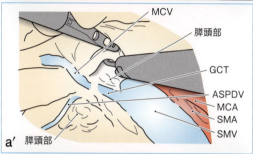
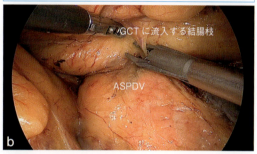

**図7** GCTの処理
a：剝離を頭側に進め，膵頭部を確認する．
b：ASPDVを温存するように結腸からの流入枝をクリップ後切離．

認できた後はMCV左枝の処理を行う．

⑨MCV左枝の切離（図11）
　SMVからMCV左枝を確認し，流入部もしくは膵下縁にてクリップ後，切離する．

⑩網囊腔の開放（図12）
　大網を胃大網動静脈に沿って切離し，網囊腔を脾彎曲に向かって開放する．

⑪左側結腸間膜の授動（図13）
　IMV左縁にて左結腸間膜を切開し，左結腸間

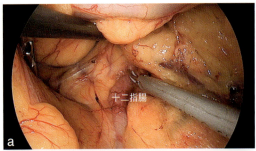
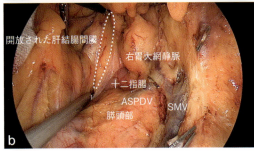

**図8** medial approach
a：頭側に結腸間膜を授動する.
b：肝結腸間膜を開放する.
　　点線は開放された肝結腸間膜.

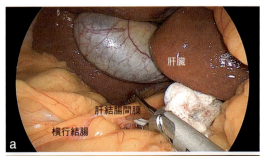
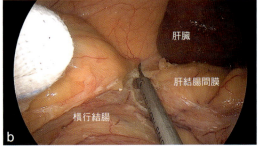

**図9** 肝彎曲の授動
a, b：肝結腸間膜を外側に向かって切離する.

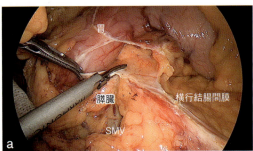
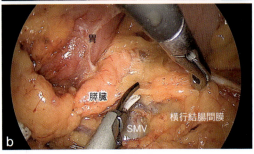

**図10** 膵体下縁の露出
a：横行結腸間膜の付け根を膵頭部下縁に沿って左側へ向かって切離する. 横行結腸間膜前葉を切離し, 膵実質を露出させる.
b：膵体部に沿って左側へ剥離を進める.

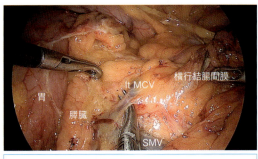
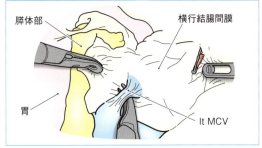

**図11** MCV左枝の切離
SMVからMCV左枝を確認し切離する.

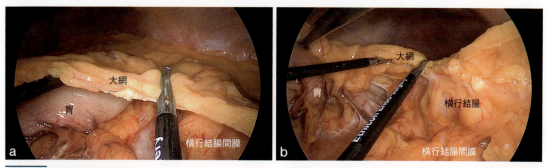

図12 網嚢腔の開放
a：大網を胃大網動脈の尾側で切離する．
b：脾彎曲へ向かって切離を延長する．

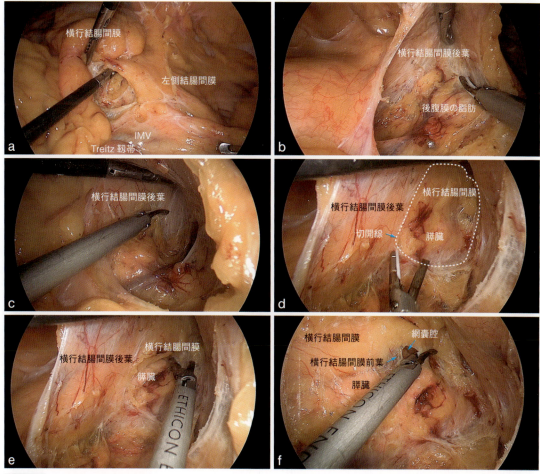

図13 左結腸間膜の授動
a：IMV左側よりmedial approachを開始する．b：横行結腸間膜後葉の背側にて十分に授動する．c：横行結腸間膜後葉を切開する．d：横行結腸間膜後葉を切開すると，膵体部が透見できる．e：横行結腸間膜を切離しながら膵臓の腹側面を剥離する．f：横行結腸間膜前葉を切開し，網嚢腔に到達する．

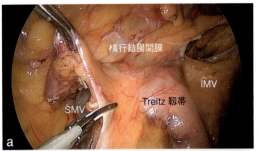
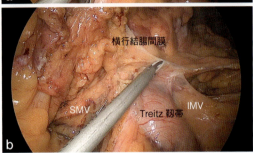

**図14** 横行結腸間膜中央部の処理

a, b：左右の横行結腸間膜の切離ラインをつなげる．

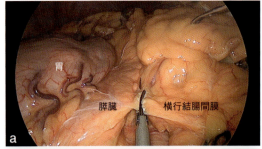
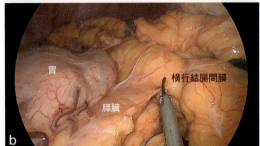
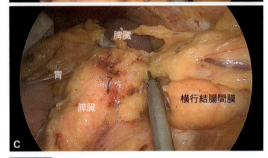

**図15** 脾彎曲の授動

a～c：横行結腸間膜を膵下縁に沿って切離をしていく．

膜のmedial approachを行う．

　通常は深い層にて開始されるので，ある程度後腹膜の組織を背側に落とした後は，天井の厚い筋膜を破り，層を乗りかえることによって脂肪組織の中に膵臓が確認される．膵臓の腹側面に沿うようにさらに脂肪組織を割って進むと，横行結腸間膜前葉に到達し，これを破ると網嚢腔に到達する．

⑫横行結腸間膜中央部の処理（図14）

　左右の横行結腸間膜の切離ラインをつなげるように，膵下縁に沿って間膜を切離する．この際にTreitz靱帯とIMVを損傷しないように注意する．

⑬脾彎曲の授動（図15）

　すでに網嚢腔が開放されているので，横行結腸間膜を膵下縁に沿って切離をしていくと脾彎曲が授動される．

⑭体外操作

　臍部のカメラポートを延長し，横行結腸を体外に導出し，左右ともに10cm以上のマージンを確保し，標本を摘出し，体外にて機能的端々吻合を行う．

⑮閉腹

　小開腹創から3,000mLの生理食塩水で腹腔内を洗浄した後，0-PDSおよび4-0 PDSを用い2層に閉腹する．

## One Point Advice

# 横行結腸切除と拡大結腸右半切除の選択をどうするか？

筒井敦子・渡邊昌彦 [北里大学外科]

◆ 術式の選択に考慮すべきこと

　肝彎曲から中央部の横行結腸癌に対しては，横行結腸部分切除，結腸右半切除あるいは拡大結腸右半切除がある．これらの術式決定に際しては，進行度，支配血管の走行を正確に把握しておくことが重要である．

　横行結腸癌に対する腹腔鏡下手術は難易度が高く，各施設において術者の習熟度を十分考慮して，安全かつ確実に行える術式を，選択すべきである．

◆ 支配血管の走行からみた術式の選択

　右側結腸の動静脈の走行は，バリエーションに富み，術前にそれを把握することが重要である．ICAはほぼ全例に存在するが，RCAはさまざまな分岐形態を示す．SMAから独立分岐するものは10数％にとどまり，多くはMCA右枝から分岐する．占居部位が肝彎曲～中央の横行結腸癌では，MCA根部から右枝が主な郭清範囲となる．

　大腸癌取扱い規約では，腸管傍リンパ節の範囲は支配血管と腫瘍の位置関係で規定されている[1]．支配血管が1本（MCA右枝あるいは左枝）で，腫瘍直下あるいは腫瘍辺縁から10cm以内に存在する場合は，MCA領域のリンパ節郭清のみが必要なため，横行結腸部分切除が選択される．一方，支配動脈が腫瘍辺縁から10cm以内に2本（RCAとMCA右枝）が存在する場合，RCA根部の郭清も必要となり，結腸右半切除あるいは拡大結腸右半切除を選択することになる．

◆ 進行度による術式の選択

　横行結腸部分切除でのD3郭清ではNo.221，222，223のみの郭清となる．しかし，結腸右半切除，拡大結腸右半切除を行った症例でNo.212への転移を認めるものが30％あったとの報告がある[2]．特に腫瘍径（3～10cm），壁深達度（T3(SS)以深），組織型（低分化，未分化），高度脈管侵襲などが転移の危険因子となるとの報告もある[3,4]．腫瘍径が大きい症例では，支配血管が複数となり，広範なリンパ節転移をきたすもので，このような症例は横行結腸部分切除では，郭清が不十分となる可能性がある．

　また，MCA領域の主リンパ節の転移が疑われる症例では，surgical trunkの郭清からMCA領域の郭清を行うと，血管走行，膵，十二指腸の把握も容易で，確実な郭清が行える．肥満症例では，ICA・Vから郭清を行い，その後は頭側からMCA・Vを両側から挟み込みながら確認した後に郭清する方法も有用である．

◆ 横行結腸中央部の進行癌，cN2に対する術式選択

　MCA根部の確実な郭清が必須である．前述の通り，術前からの血管走行の確認を行い，肥満患者でもMCAへのアプローチをシミュレーションし，確実な郭清を行う．

[文献]

1) 大腸癌研究会編：大腸癌取扱い規約（第8版），金原出版，2013
2) 矢田裕一ほか：動脈の分岐走行とリンパ節転移状況からみた結腸癌の部位別$D_2$郭清術．日消外会誌 29：710-716, 1996
3) 井原　厚ほか：横行結腸癌症例の至適切除範囲における臨床病理学的検討．日消外会誌 30：2117-2121, 1997
4) 立石訓己ほか：リンパ節転移状況からみた右側結腸癌に対する切除範囲の検討．日本大腸肛門病会誌 55：189-194, 2002

## II. 横行結腸癌に対するD3郭清

### 1. 手術操作手順

# superior approach

野村明成

佐賀大学一般・消化器外科

### 1. superior approachを選択する理由

　横行結腸切除術（D3）は右側・左側結腸血管周囲のリンパ節郭清を必要としない横行結腸癌，すなわち横行結腸中央部の進行癌に対し適応される．

　腹腔鏡手術には横行結腸間膜の頭側と尾側の視野を瞬時に切り替えて全体像を俯瞰することが困難であるという制約がある．発生学に基づいた解剖[1]を十分に理解しておくことと，必要に応じてCT-colonogramにより血管解剖を把握しておくことが大切である．

　［medial approach］は内から外を見る，手前から奥へ向かって操作するのに適している内視鏡手術ならではのアプローチ方法である[2~4]．

　一方，［superior approach］は胃切除術（開腹・腹腔鏡）や結腸切除術（開腹）で親しみのあるアプローチ方法であり，膵臓と副右結腸静脈，GCT，SMA・V，MCA・Vの解剖を把握しやすい[5]ため，横行結腸間膜後葉側から膵臓や血管の輪郭を認識しづらい肥満患者などに適していると考えられる．

　superior approachによる腹腔鏡下横行結腸切除術（D3）の手術操作手順について解説する．

### 2. ポート位置（図1）

　臍内に12mmカメラポート，左右対称に操作ポートを留置し5ポートで手術を行う．medial approachと比較して操作ポートの位置は頭側となる．操作場面に応じて手術チームの立ち位置を変える．

### 3. 手術操作手順

①網嚢腔の開放（図2）

　大網を頭側にめくり上げてから腹側頭側に挙上し，横行結腸腹膜脂肪垂を尾側に牽引して術野を展開する．大網と横行結腸腹膜脂肪垂の境界を切開して網嚢腔に到達する．横行結腸の正中部よりも患者左側からの方が網嚢腔に進入しやすい．痩せた患者では大網を開窓しがちであるため注意を払う．

　大網の横行結腸への付着を左結腸曲に向けて切離する．

②左結腸曲の授動（図3）

　必要に応じて脾結腸靱帯を切離して左結腸曲を授動する．横行結腸が長い場合には左結腸曲の授動を省略できることがあるが，大網の横行結腸への付着を左結腸曲に向けて可及的に切離しておく方がのちの体外操作が容易となる．

③右結腸曲の授動（図4）

　のちの横行結腸間膜と大網，膵頭十二指腸の癒合の分離，副右結腸静脈の切離を安全行うために右結腸曲を授動する．大網と横行結腸の癒合を右結腸曲に向けて切離し，肝結腸靱帯を切離して右結腸曲を授動する．

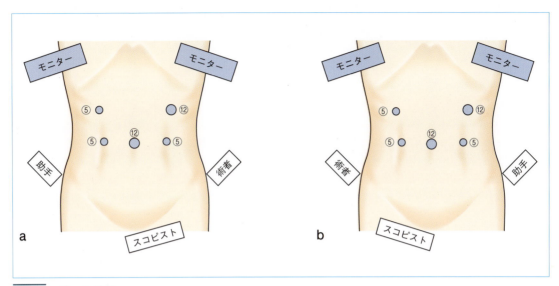

**図1** ポート位置

2枚のモニターを用いて同一の視野を共有する．操作場面に応じて手術チームの立ち位置を変える．
a：患者右側の操作時．
b：患者左側の操作時．

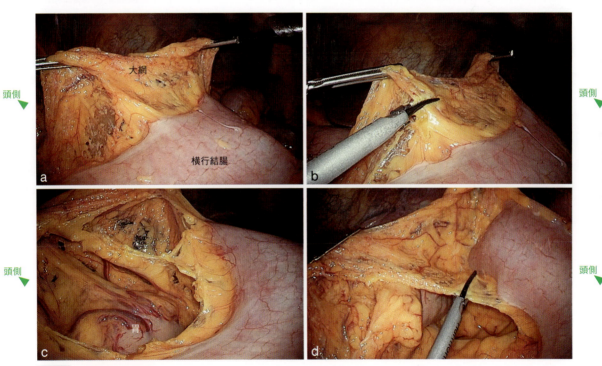

**図2** 網嚢腔の開放

a：大網を腹側頭側に挙上し，横行結腸腹膜脂肪垂を尾側に牽引して術野を展開する．
b, c：大網と横行結腸腹膜脂肪垂の境界を切開して網嚢腔に到達する．横行結腸の正中部よりも患者左側からの方が網嚢腔に進入しやすい．
d：大網の横行結腸への付着を左結腸曲に向けて切離する．

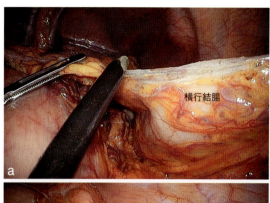
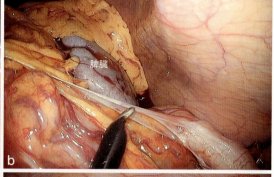
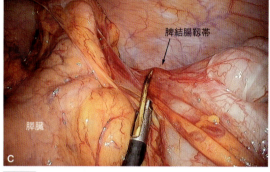
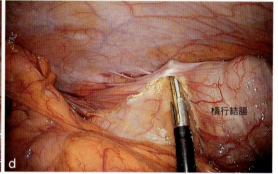

**図3** 左結腸曲の授動
a, b：横行結腸に沿って大網との間を分離する．
c, d：脾結腸靱帯を切離して左結腸曲を授動する．

④胃と横行結腸間膜の癒着の剝離（図5）

　胃後壁と横行結腸間膜の癒着を剝離すると，膵体部と横行結腸間膜の位置関係が明らかになる．

⑤大網・膵頭十二指腸・横行結腸間膜の癒合の分離（図6）

　胃あるいは胃大網動静脈を腹側頭側に挙上し，横行結腸腹膜脂肪垂あるいは横行結腸間膜を尾側に牽引して術野を展開する．網囊の右界にて大網と横行結腸間膜の癒合を分離し，十二指腸間膜に包まれた膵頭十二指腸の輪郭を明らかにする．

⑥副右結腸静脈の切離（図7）

　横行結腸間膜と大網，膵頭十二指腸との癒合を分離していくと，"横行結腸間膜内に含まれる副右結腸静脈"と"十二指腸間膜内に含まれ膵頭部に付着しているASPDV"と"大網内に含まれる右胃大網静脈"の三者が合流して胃結腸静脈幹を形成していることが確認できる．

　副右結腸静脈が右胃大網静脈あるいはASPDVへと流入する部位をクリッピングし切離する．副右結腸静脈が2本存在することがあるため良く観察しsuperior approachで切離する．ASPDVの位置を同定できない場合は，のちのmedial approachで副右結腸静脈を切離する．

⑦GCTとSMVの同定（図8）

　膵臓下縁に沿って横行結腸間膜前葉を切離すると，膵臓下縁と横行結腸間膜根との間に到達する．すでに同定してあるGCTに沿って膵臓下縁方向に剝離を進めるとSMVの前面に到達する．

⑧MCVとSMAの同定（図9）

　膵体部下縁に沿って横行結腸間膜根の切離を進め，MCVの流入部を明らかにする．膵臓下縁に沿って患者左側方向に剝離を進めると神経叢に包

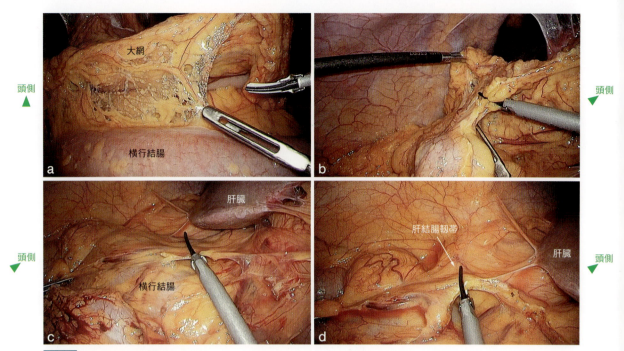

**図4** 右結腸曲の授動

a, b：大網と横行結腸の癒合を右結腸曲に向けて切離する.
c, d：肝結腸靱帯を切離して右結腸曲を授動する.

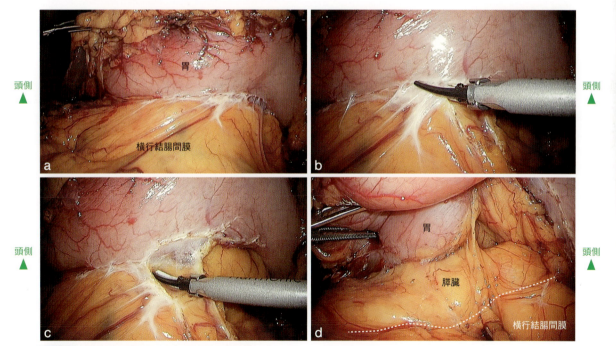

**図5** 胃と横行結腸間膜の癒着の剥離

a, b, c：胃後壁と横行結腸間膜の癒着を剥離する.
d：膵体部と横行結腸間膜の位置関係が明らかになる.
破線：膵体部と横行結腸間膜の境界.

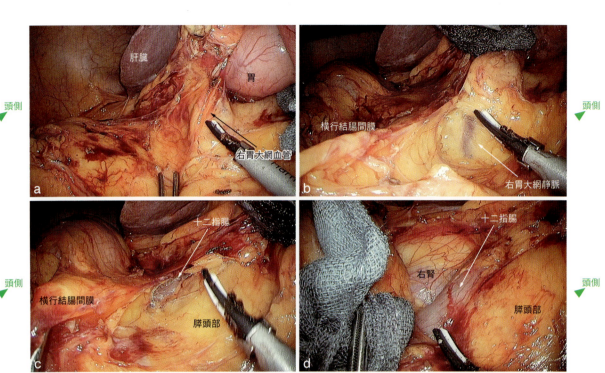

**図6** 大網・膵頭十二指腸・横行結腸間膜の癒合の分離

a：胃あるいは胃大網動静脈を腹側頭側に挙上し，横行結腸腹膜脂肪垂あるいは横行結腸間膜を尾側に牽引して術野を展開する．
b：網嚢の右界にて右胃大網動静脈を包む脂肪と横行結腸間膜の癒合を分離する．
c, d：十二指腸間膜に包まれた膵頭十二指腸の輪郭を明らかにする．

まれたSMAの輪郭を確認できる．MCAの根部を同定困難な場合はのちのmedial approachで確認する．

以降の操作（横行結腸間膜後葉の切離，MCA・Vの切離）はmedial approachで行う．

⑨横行結腸間膜後葉の切離（図10）

交差させた助手の腸鉗子で横行結腸腹膜脂肪垂を把持して腹側に挙上し，横行結腸間膜を衝立状に展開する．横行結腸間膜後葉と空腸起始部の癒着があれば剥離する．ICA・Vの頭側で横行結腸間膜後葉（superior approach前の十二指腸水平脚透見部に相当）を切開して横行結腸間膜を開窓させる．IMVが膵臓の背側へと潜り追跡できなくなる部位で横行結腸間膜後葉を切開してMCA・Vの患者左側でも横行結腸間膜を開窓させる．

IMVに流入するMCVが存在する時は流入部で切離する．MCAの根部と想像される位置よりも少し尾側で腹膜を切開して左右からの横行結腸間膜後葉の切開線を連絡させる．

⑩MCA・V根部の郭清と切離（図11）

膵臓下縁を視認しながらSMA周囲神経叢の前面に沿って主リンパ節の郭清を進めることによりMCAの根部に到達する．MCAの根部にはSMA周囲神経叢が絡みついているため，神経叢を貫き出た部位でMCAをクリッピングし切離する（SMAの外膜を露出させない）．SMVの前面に沿って郭清を末梢側から中枢側に進め，MCVをクリッピングし切離する．MCVの根部はMCAの根部よりも頭側に位置することがわかる．

以上操作により中枢側D3郭清が完了する．

superior approach

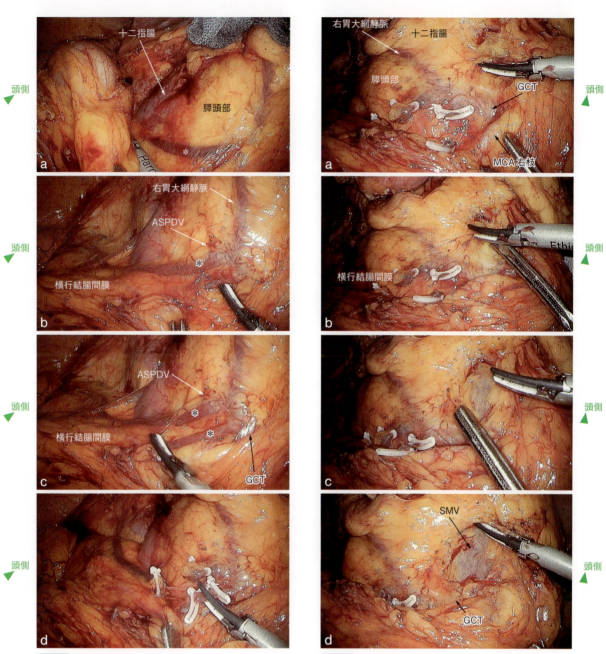

**図7** 副右結腸静脈の切離

a：横行結腸間膜と大網，膵頭十二指腸との癒合を分離していく．

b, c：副右結腸静脈とASPDVと右胃大網静脈の三者が合流してGCTを形成していることが確認できる．

d：副右結腸静脈が右胃大網静脈あるいはASPDVへと流入する部位をクリッピングし切離する．

本症例では副右結腸静脈が2本存在した．

＊：副右結腸静脈

**図8** GCTとSMVの同定

a, b：膵臓下縁に沿って横行結腸間膜前葉を切離すると，膵臓下縁と横行結腸間膜根との間に到達する．

c, d：すでに同定してあるGCTに沿って膵臓下縁方向に剥離を進めるとSMVの前面に到達する．

クリップは2本の副右結腸静脈の切離端を表す．

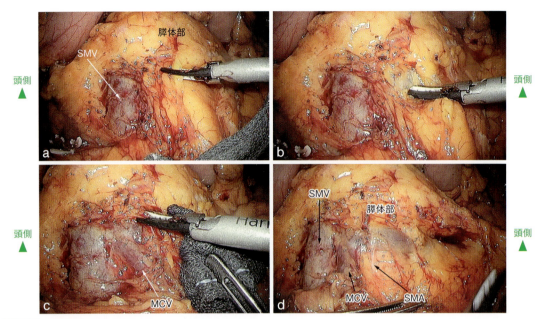

**図9** MCVとSMAの同定

a, b：膵体部下縁に沿って横行結腸間膜根の切離を進める．
c：MCVの流入部を明らかにする．
d：膵臓下縁に沿って患者左側方向に剥離を進めると神経叢に包まれたSMAの輪郭を確認できる．

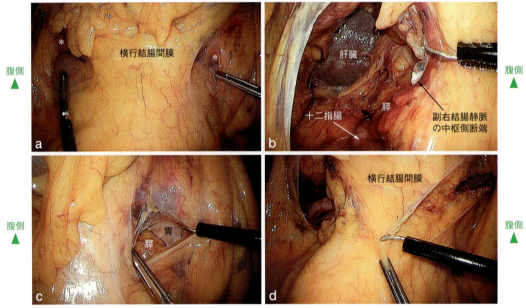

**図10** 横行結腸間膜後葉の切離

a：横行結腸間膜を衝立状に展開する．横行結腸間膜根の両側に透見部（＊）を確認できる．
b, c：横行結腸間膜後葉の透見部を切開して横行結腸間膜を開窓させる．
d：MCAの根部と想像される位置よりも少し尾側で腹膜を切開して左右からの横行結腸間膜後葉の切開線を連絡させる．

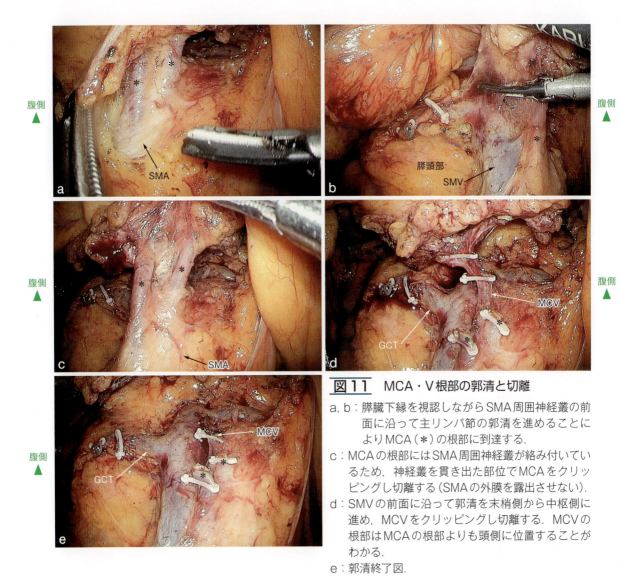

**図11** MCA・V根部の郭清と切離

a, b：膵臓下縁を視認しながらSMA周囲神経叢の前面に沿って主リンパ節の郭清を進めることによりMCA（＊）の根部に到達する．

c：MCAの根部にはSMA周囲神経叢が絡み付いているため，神経叢を貫き出た部位でMCAをクリッピングし切離する（SMAの外膜を露出させない）．

d：SMVの前面に沿って郭清を末梢側から中枢側に進め，MCVをクリッピングし切離する．MCVの根部はMCAの根部よりも頭側に位置することがわかる．

e：郭清終了図．

## ⑪結腸切離・機能的端々吻合再建

臍内カメラポート創を利用し体外操作で結腸の切離と機能的端々吻合再建を行う．体腔内にて切離再建を行うことも可能である．

[文献]

1) Shinohara H, et al：Principles of anatomy. Laparoscopic Surgery for Colorectal Cancer, Sakai Y, ed, Springer, 1-16, 2016
2) 長谷川 傑ほか：横行結腸癌の鏡視下手術．外科 74：1431-1437, 2012
3) 野村明成ほか：腹腔鏡下内側アプローチによる中結腸動脈根部郭清．手術 68：1577-1586, 2014
4) Kawada K, et al：Laparoscopic transverse colectomy. Laparoscopic Surgery for Colorectal Cancer, Sakai Y, ed, Springer, 53-70, 2016
5) 福永正氣ほか：腹腔鏡下横行結腸切除術．消化器外科 34：805-812, 2011

# Ⅱ. 横行結腸癌に対するD3郭清

## 2. 腸管・腸間膜の剥離・授動におけるコツ・工夫

## ① 上腸間膜静脈を見つけるコツ

堀越邦康・國場幸均

聖マリアンナ医科大学横浜市西部病院消化器・一般外科

### 1. medial approachによるSMVの同定[1]

#### ①体位変換および内側からの術野展開[1]

体位は，頭低位，左側臥位とする．スコープは臍部ポートより挿入する．術者右手は左側腹部，左手は下腹部正中のポートを使用する．横行結腸および大網を頭側の肝および胃の前面にめくりあげるように挙上し，横行結腸を頭側へ移動させる．この際，大網が上行結腸前面や結腸間膜に癒着している場合には，先にこの癒着を剥離する．次に右側結腸前面の小腸を左上下腹部に移動させ，右側結腸内側の腸間膜前面を露出させる．ICA・Vの走行は，剥離および郭清の重要なランドマークとなる．横行結腸中央部に存在する癌であれば，MCA・Vの根部周囲の郭清操作が施行される．D2以上の郭清を施行する場合には，各支配血管とSMA・Vの位置関係の正確な把握が求められる．

#### ②ICA・Vの同定；筒井が提唱したダイレクトトラクションテクニック[2]

回盲部内側の腸間膜を腹側やや外側に牽引する．ICA・Vが索状物として認識される．この手技は内側からの剥離操作を行う上で大変有用な手技である．十二指腸，ICA・Vの位置関係を確認し，さらにICA・Vの中枢部においてSMVの走行を推測しておく（図1）．

#### ③腸間膜の切開

ダイレクトトラクションテクニック[2]により，ICA・V背側にくぼみが出現するため，へら型電気メスを用い浅く切開剥離を進める．術者はカウンタートラクションを背側にかけつつ，外側かつ頭側方向に剥離を進める．不用意な鈍的剥離による出血は，ドライな視野の保持を困難とするため，予防的止血を行いながら丁寧に剥離することが肝要である．スコープは剥離層に対し，水平視できるよう構える．

#### ④十二指腸の剥離

十二指腸を丁寧に背側へ落とす．この際，前膵頭十二指腸筋膜と外側の腎筋膜前面の層が連続した剥離層となることが望ましい．十二指腸下行脚と膵鈎部前面を剥離すると，ICA・Vの索状物は中枢側のSMA・Vを支点として腹側に挙上される．

#### ⑤SMV前面の剥離

スコープの垂直視，水平視を利用し，奥行きの感覚を得る．腸間膜前面からの観察のみではなく，背側からの観察を行い，十二指腸，膵臓の位置関係を十分把握する．その後，ICA・Vの索状物を中枢方向へたどり，SMV壁前面を慎重に探る．静脈壁の周囲にはlooseな層があり動脈壁より露出しやすいことを知っておくとよい（図2）．SMVの前面を動脈側まで露出した後，電気メスや超音波凝固切開装置のアクティブブレードにより発生するcavitationに注意しながら症例に応じ支配血管を処理し，surgical trunkの郭清を進め

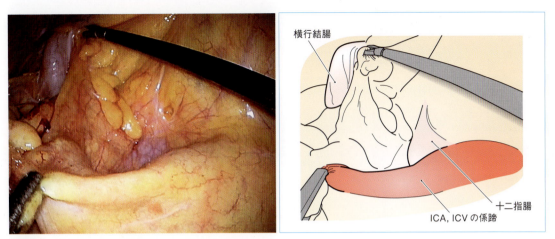

**図1** ダイレクトトラクションテクニックによるICA, ICVの同定

回盲部内側の腸間膜を腹側やや外側に牽引する．十二指腸，ICA・Vの位置関係を確認し，SMA・Vの走行を把握する．

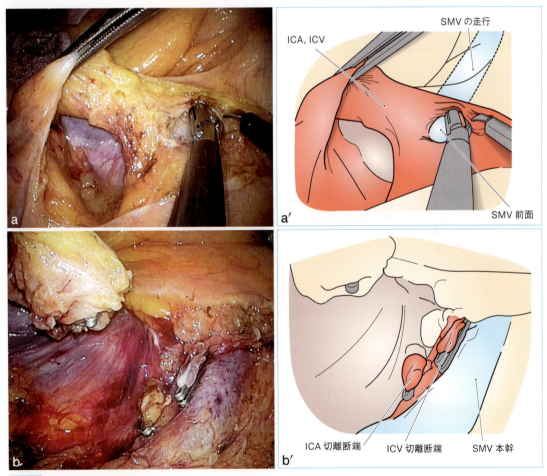

**図2** SMV前面の露出

a：SMV前面にはlooseな層があるため，SMV前面を露出しながら，surgical trunkの郭清を行う．
b：ICA, ICVクリッピング後．

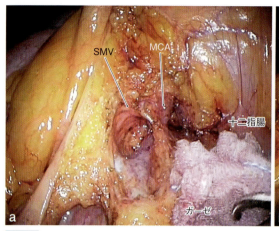
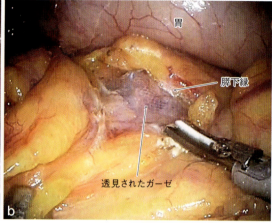

**図3** superior approachによるSMVの同定

胃結腸間膜を切離し，網嚢内に入る．膵下縁で，横行結腸間膜前葉の膜を薄く切開し，MCVの頭側でSMVを同定する．a 尾側からのガーゼ挿入．b 頭側からのガーゼ確認．

ていく．この際，瞬時に出血に対応できるようガーゼを手元においておく．ICAがSMVの背側を走行するのか，腹側を走行するのか十分な確認と血管損傷に注意する．

#### ⑥ICA・V根部頭側の剝離

横行結腸中央部の癌に対して，結腸右半切除を選択するか，横行結腸切除を選択するかでICA・Vを切離するか温存するかの手技が異なる．ICA・Vを切離する場合は，その尾側の腸間膜の切開を，温存する場合は，頭側の腸間膜を切開し，中枢側に追求してSMVの前面を膵下縁に向かい剝離する．静脈壁の周囲に存在するlooseな層を愛護的に剝離すると分岐する静脈あるいは動脈側から立ち上がる索状物を認める．その周囲の剝離を出血に注意しながら鈍的あるいは凝固切開を用い剝離する．ここで尾側からの剝離はいったん終了とし剝離部頭側にガーゼを挿入しておく．

**Point** 十二指腸およびICA・Vの位置関係よりSMVの走行を確認する．

### 2. superior approachの併用（血管処理，郭清の挟み撃ち）

#### ①体位変換および網嚢開放[3]

体位はやや頭高位，左側臥位とする．術者右手は左上腹部，左手は左側腹部のポートを使用する．横行結腸を尾側に牽引し，大網を癒着の少ない左側で切開し，網嚢を開放する．そこから右側へ胃結腸間膜の切離を進め，横行結腸間膜前面の層に入る．この際，横行結腸の壁損傷や胃大網動静脈を損傷しないように注意する．

#### ②膵頭部前面の剝離およびGCTの確認

胃を頭側に脱転した後，横行結腸間膜前面を中枢側に向かい，膵前面を確認する．この際，GCTに流入する副右結腸静脈の有無を確認し流入部で切離しておく．

#### ③肝彎曲授動および腎筋膜前面の剝離

十二指腸下行脚から水平部との間で横行結腸間膜を剝離しながら，肝結腸靱帯を超音波凝固切開装置を用い切離．横行〜上行結腸外側の壁側腹膜を切開しながら，尾側，内側へ向かい，腎筋膜の前面の層で剝離を十分行う．この際，medial ap-

①上腸間膜静脈を見つけるコツ

## Knack & Pitfalls

≫ 最初に十二指腸,ICA・Vの位置からSMVの走行を推測しておく.
≫ SMV壁の周囲にはlooseな層がありSMA壁より露出しやすいことを知っておく.
≫ medial (inferior) approachおよびsuperior approachを併用し挟み撃ちとしSMVの確認,郭清を行う.

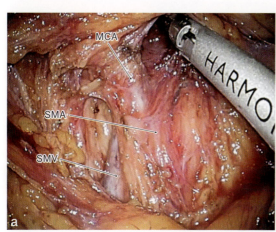 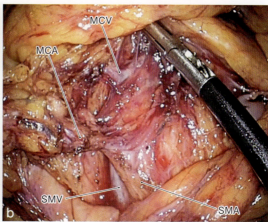

**図4** SMV,SMAより分岐するMCVおよびMCA
a:尾側および頭側より挟み撃ちし,SMVの走行を同定.MCV,MCAの分岐を確認.
b:MCVの起始部はMCAより頭側に位置する.

proachを先行させておくと,内側の剥離層と連続させることが容易となる.

#### ④横行結腸間膜前葉の切開

横行結腸を尾側に牽引し,膵下縁に沿って横行結腸間膜前葉を薄く切開する.膵下縁の剥離を右側,左側に拡げ腸間膜起始部を先に尾側剥離時に置いたガーゼとの間で挟み撃ちにするよう剥離する.頭側より慎重にSMVおよびSMAの根部周囲を露出する(図3).その後,病変部位,進行度に応じてMCVおよびMCAの処理を行う(図4).筆者らの経験および過去の報告[4]から,MCVはMCAより頭側に存在することが多くこれらを参考に郭清操作を進め血管処理している.

**Point** 尾側および頭側から挟み撃ちとしSMVおよび分岐する血管を確認し,進行度に応じた郭清を行う.

[文献]

1) 國場幸均ほか:右結腸癌に対する腹腔鏡下結腸右半切除術.へるす出版,東京,18-45,2012
2) 筒井光広:腹腔鏡下郭清を伴った大腸癌切除術における気腹法と吊り上げ法の比較.日鏡外会誌 1:33-37,1996
3) 福永正氣ほか:腹腔鏡下横行結腸切除術.アトラスで学ぶ達人の手術,へるす出版,東京,805-812,2011
4) 橋爪正ほか:右側結腸癌手術に必要な主要血管の分布に関する検討.日臨外会誌 73:761-768,2012

Ⅱ. 横行結腸癌に対するD3郭清
2. 腸管・腸間膜の剥離・授動におけるコツ・工夫

# ② 網嚢腔に進入するコツ

植木　隆

浜の町病院外科

## 1. 網嚢腔への進入

　横行結腸進行癌に対するD3郭清を行う際に，網嚢腔を開放し膵体部前面や胃壁後面を確認することは重要である．横行結腸間膜と胃後壁の間の癒着剥離や，右胃大網静脈周囲の脂肪織と右横行結腸間膜前葉の間の剥離（いわゆる胃結腸間膜の切開）が，左側から胃壁と膵前面を確認しながら行える．また，結腸脾彎曲部の授動において，網嚢腔を広く開放することで膵下縁の同定と脾結腸靱帯の切離が容易となる．

　網嚢腔への進入経路は以下の3通りが考えられるが，横行結腸進行癌に対するD3郭清の際は，通常 ① または ② の方法で行われる（図1）．
　① 頭側腹側から大網を切開
　② 背側尾側から左側横行結腸間膜を切開
　③ 左側から脾彎曲部の網嚢腔左側境界を切開

## 2. 頭側腹側から大網を切開

　頭側から網嚢を開放し胃結腸間膜（網嚢右縁から伸びた大網）を切開することで，膵下縁，右胃大網静脈と副右結腸静脈，さらにHenle GCTやMCV，SMVを同定剥離することができる[1]．

　術者は患者左側に，助手は患者右側に立つ．この場合，2つの方法が考えられる．一つは大網を横行結腸尾側に垂らしたまま，胃癌手術の大網非切除時と同様に，右胃大網動静脈（RGEAV）を確認して，その尾側で大網を切開する方法である．比較的容易に網嚢腔へ進入できるメリットがあるが，大網が左右に付着しているため横行結腸間膜

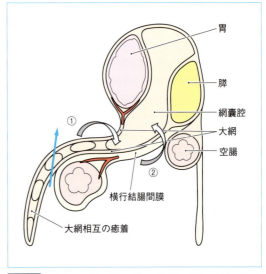

**図1**　大網，胃，横行結腸間膜，膵の位置関係
大網は横行結腸を超えて下垂する部分では，相互に癒着している．網嚢の背側の大網は，左側横行結腸間膜と癒合し，間膜前葉を形成する．
① superior approachで大網を切開して，網嚢に入る方法．
② 横行結腸間膜背側から，間膜後葉と前葉を切開して，網嚢腔に入る方法．
矢印：下垂した大網の切離

の伸展・展開が悪く，中枢での血管処理はむずかしい．

　もう一つは，垂れ下がった大網を横行結腸の頭側へ挙上し，横行結腸付着部でその大網を切離し，後に網嚢前壁を構成する大網を切開する方法である（図1，矢印）．横行結腸を確認できるので，横行結腸間膜と胃壁の癒着などで網嚢に入り

# Knack & Pitfalls

- 大網全体の広さに比べると網嚢腔は狭く，横行結腸間膜の左側・腹側に位置する
- 網嚢腔への進入は，左側の大網を切開するか，空腸腹側の横行結腸間膜を切開して行う．
- 助手の鉗子で大網または横行結腸間膜を腹側に挙上し，網嚢腔を空間として認識する．

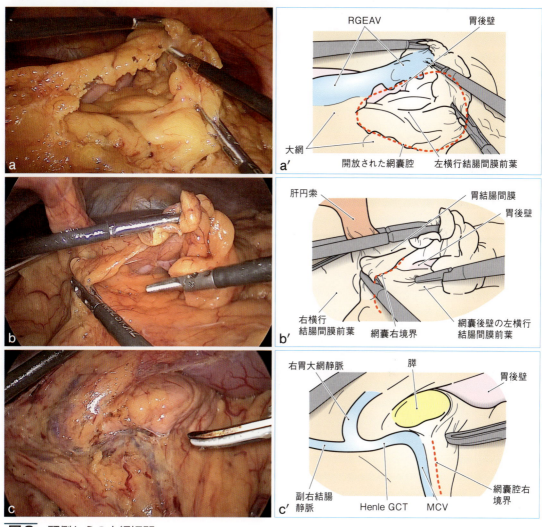

**図2** 頭側からの大網切開

a：横行結腸左側頭側での大網切開．助手は両手の鉗子でRGEAVにテンションをかける．なるべく結腸寄りで切開し，同血管の損傷を避ける．胃の後壁を確認する．
b：網嚢腔右境界．網嚢腔は右側で大網の結腸間膜への癒合により，正中より右側で閉鎖されている．
c：胃結腸間膜切離後．網嚢腔の右縁は，MCA・Vの左側に位置する．網嚢を開放し膵下縁を剝離することで，静脈系の剝離同定が容易になる．

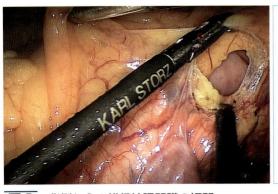
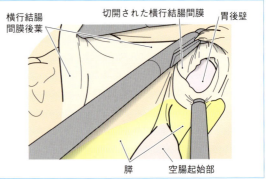

**図3** 背側からの横行結腸間膜の切開
空腸起始部腹側の横行結腸間膜後葉を切開, 膵を確認したのち, 間膜前葉を切開して, 網嚢腔に至る. 助手による横行結腸間膜の挙上, 展開が重要である.

にくい場合でも対応しやすい. また, 大網を切離することで, 横行結腸の授動が容易となり, 間膜への緊張保持や結腸の体外への挙上が容易となる.

どちらの方法でも, 横行結腸の左側頭側で, RGEAVを確認してその尾側の癒着の乏しい部位で大網切開を行う (図2). この際, 助手の2本の鉗子で広くRGEAVにテンションをかけるように展開し, 術者の左手で三角形を形成する. 大網が相互に癒着し幾重にも重なっている場合もあり, その場合は辛抱強く1枚ずつ切開していく. 網嚢腔へ入ったことの確認のために, 必ず胃の後壁を確認する. 網嚢腔へ入ったら, 網嚢右縁の胃壁と横行結腸間膜の癒着を剝離し, 胃結腸間膜を切離して右胃大網静脈を確認し結腸間膜の脂肪組織の境界を保ちつつ剝離する (図3).

**Point** 大網は先に切離しておく. 横行結腸間膜の左側で, RGEAVを損傷しないよう, 結腸寄りで大網を切開する.

## 3. 横行結腸間膜背側・後葉を切開

左側横行結腸間膜を衝立状に挙上し, 間膜後葉を切開して膵下縁を同定し, その腹側で間膜前葉を切開して網嚢腔を開放する方法である. 術者は患者右側に, 助手は患者左側に立って行う. 空腸起始部のTreitz靱帯腹側から左側へ, 横行結腸間膜後葉を切開し, 膵下縁を同定する. 膵前面に向かう腹側へ切開を進めて, 膵を包む脂肪組織の連続である間膜前葉を切開することで, 網嚢腔へ入る (図1).

**Point** ときどき認められる膵下縁からの副中結腸動脈の損傷に注意する. 癒着例や肥満例など困難な場合は, superior approachで網嚢を開放する.

[文献]

1) 植木 隆ほか：横行結腸間膜腹側での静脈切離を先行した内側アプローチによる腹腔鏡下右半結腸切除D3郭清術. 手術 70：189-195, 2016

## One Point Advice

# 独立した"left-middle colic A"/IMVの処理はどうするか？

堀江久永・鯉沼広治 [自治医科大学消化器・一般外科]

独立したleft-middle colic Aは副中結腸動脈（accessory middle colic artery：AMCA）とも呼ばれ，第1空腸動脈より中枢側でSMAから直接分岐して膵臓の背側を通り膵下縁から横行結腸間膜に出てきて，横行結腸の脾彎曲部を目指して走行している．頻度は8％から49％まで報告によりばらつきがある．通常の画像診断では術前に同定することはむずかしく，以前は開腹手術中に初めてその存在が確認されることが多かった．最近はMDCTを用いた3D-CT angiographyが可能となり，術前に存在の有無および走行を確認できるようになった．当科でも2013年よりMDCTを用いて，air enema像と動静脈および膵臓や尿管などを描出した図1のような局所解剖画像（virtual surgical anatomy：VSA）を作成し，リンパ節郭清の術前シミュレーションを行っている．

2013年8月から2016年3月までに当科で腹腔鏡下手術を施行した横行結腸癌50例中11例（22％）にAMCAを認めた．一方，AMCAに伴走する静脈（副中結腸静脈：AMCV）にもバリエーションが多く，図1のように脾静脈（SV）に流入するタイプが4例（36％），IMVに流入するタイプが3例（27％），SMVに流入するタイプが3例（27％），中結腸静脈に流入するタイプが1例（9％）であった．

◆ AMCAの処理

AMCAが腫瘍の支配動脈である場合にどのレベルで切離するかは一定の見解が得られていない．大腸癌治療ガイドラインではcN（+）症例はD3郭清が推奨されているが，膵体部背側を十分に剥離受動しSMAを露出してAMCA根部を切離するD3郭清は難易度が高いため，当科では

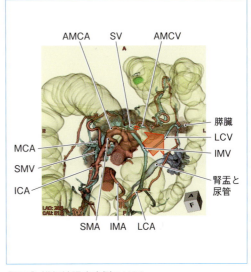

[図1] 横行結腸癌症例のVSA
LCV：左結腸静脈

cN1症例は膵下縁で切離するD2郭清を標準としている（図1の赤2本線の部位）．そしてAMCA周囲にリンパ節転移が疑われるcN2症例は開腹手術の適応としている．

◆ IMVの処理

IMVの処理については，当初はmedial approachで下行結腸間膜を脾彎曲まで剥離授動するために膵下縁近傍で切離していたが，最近は左側結腸の静脈還流を考慮し，IMVは切離せず温存し，IMVの外側で下行結腸間膜を切開し，必要に応じて左結腸静脈を切離し，脾彎曲まで剥離授動を進めている（図1太赤矢印）．

Ⅱ．横行結腸癌に対するD3郭清

2．腸管・腸間膜の剥離・授動におけるコツ・工夫

# ③ 領域血管同定のコツ

松田 宙

大阪大学消化器外科

## 1. SMV

横行結腸間膜内にあるMCA・V付近を頭側腹側に牽引把持し，虫垂または回腸末端の腸間膜を8時方向に牽引した視野を展開すると，SMVはICA・V頭側の十二指腸透見部の左側に頭尾方向に存在する（図1a）．まず直上と思われる腹膜を切開し，背側に剥離を進め，SMV前面をしっかりと露出させる（図1b）．この際，静脈の露出が甘い層ではその後のsurgical trunk剥離が困難となる．1枚被膜を剥いて1層静脈壁側の層で剥離した方が，その後の頭側への剥離がしやすい．その後，SMVの右縁を確認しつつ頭側にSMV前面の剥離を行う．RCVの分岐がある際は温存している．

**Point** SMV前面をしっかりと露出させることが重要．露出が甘い層ではsurgical trunk剥離がスムーズにできなくなる．

## 2. GCT

SMV前面を頭側へ鈍的に剥離を進める（この時のコツは左手でSMA前面の組織を把持し，右手で有窓の把持鉗子の先で剥離を行う（図1c））と右頭側（十二指腸透見部の頭側レベル）にGCTの分岐が出てくる（図2）．GCT分岐後も少し頭側にSMV前面と，右方向にGCT前面の剥離を追加する（図2）．この際，細い血管を損傷し出血することがあるが，慌てて止血しなくとも，ガーゼを詰めて圧迫しておけば止血される．またGCTが存在しないことも約30％ある[1]ので，そのことも留意しておきたい．

**Point** GCTのSMVへの流入部は，十二指腸透見部の頭側レベルにある．

## 3. 副右結腸静脈（ARCV）・ASPDV

GCTを末梢側に露出していくと，自然にARCVが連続していく（図2）．2本分岐のこともしばしばある．また同時に膵臓からGCTに流入してくるASPDVも確認される（図3）．その分岐が確認されれば，すぐ末梢側のARCVを切離しておく．これらの静脈は牽引操作により損傷しやすい．出血させるとかなりの手術時間のロスとなるため，最も慎重な操作が要求される場面である．

**Point** 出血に細心の注意を払わなければいけない場面で，チーム全員の集中力が要求される．

## 4. MCA・副中結腸動脈（AMCA）

SMVの左側にSMAが走行しており，通常MCAはSMAから腹側に分岐している．MCAの根部はGCTからSMVに流入する高さの少し尾側にあることが多いことを念頭に置いている（図3）．そのため先にSMVからGCTの分岐部を確認している．またMCAの分岐形態もバリエーションに富み，右枝，左枝がそれぞれ独立分岐であったり，AMCAが存在し，膵下縁より出てきたりするので，術前の3D-CT angiography（CTA）での血管構築像（図4）を参考に郭清のシミュレーションを行うことが推奨される[2]．AMCAを認めた場合は膵下縁で切離，郭清とし

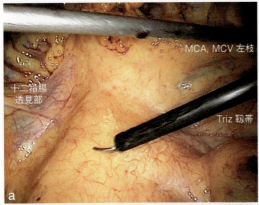

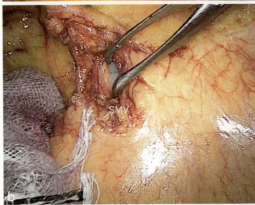

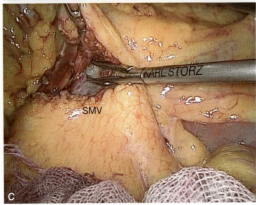

**図1** SMVの同定と前面の剝離

a：SMVの走行は回結腸血管の頭側の十二指腸透見部の左側に頭尾方向に存在する．
b：SMV前面の腹膜を切開し，SMV前面を露出．
c：SMV前面を有窓把持鉗子の先で頭側に剝離．

ている．

**Point** 先にSMVからGCTの分岐部を露出してから，MCA根部を確認しにいく．

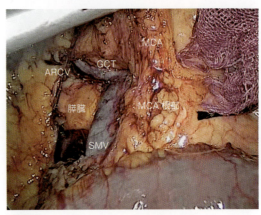

**図2** GCTとMCA根部の同定

GCT分岐部を確認後，GCT前面の剝離を追加．SMVの左側にSMAが走行しており，MCAの根部はGCTからSMVが合流する高さの少し尾側にあることが多い．

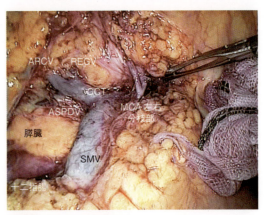

**図3** MCA根部の郭清

MCA根部（#223）の郭清とMCA左右分岐部の露出．

## 5．MCV・右胃大網静脈（REGV）

GCTからの頭側への分岐はバリエーションに富み，REGVかMCVか見極めるのは困難なことが多い．MCVはSMVに流入する場合が68％，GCTに流入する場合が20％と報告されている[3]．通常，GCT分岐部のやや頭側にMCVが腹側に分岐してくることが多く，尾側より処理ができる場合もある（図5）．しかし視野不良の場合，これらの鑑別は網囊を開放して頭側から確認した方が

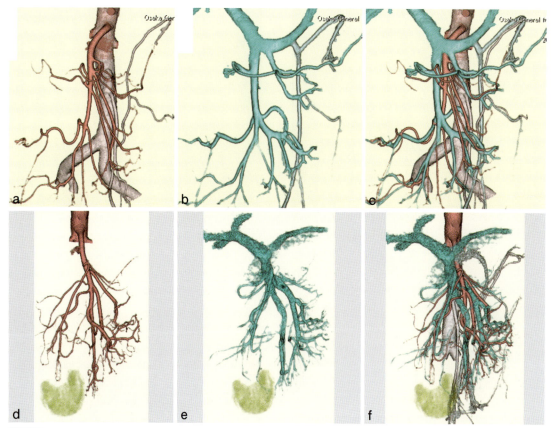

**図4** CTA血管構築画像

術前のCTAでの血管構築像を参考に郭清のシミュレーションを行うことが術中の血管の同定の助けとなる．
症例1（図1〜3,5）腫瘍は横行結腸やや左側
a：動脈（RCAなし），b：静脈（MCV描出不明），c：動静脈
症例2（図6,7）腫瘍は横行結腸中央
d：動脈（RCAあり），e：静脈（MCV描出あり），f：動静脈

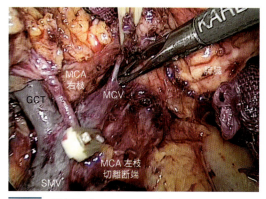

**図5** 尾側からMCVの同定

GCT分岐部のやや頭側にMCVが腹側に分岐してくることが多い．

容易であることが多いため，無理に尾側からMCVを探しに行くことに執着しないことが重要である．

その場合は網嚢を開放後，頭側からREGVを辿るとGCTからのREGV分岐部，切離したARCVとASPDVが確認され（図6a），その左側に横行結腸間膜からSMVに流入するMCVが容易に確認できる（図6a, b）．MCVを切離すると（図7a, b），#223の郭清完了となる．

**Point** 無理に尾側からMCVを探しに行くことに執着しないことが重要である．

③領域血管同定のコツ

# Knack & Pitfalls

》》 横行結腸の血管分岐形態はバリエーションに富み，3D-CT angiographyの血管構築像が参考になる．
》》 GCT周囲の郭清は出血予防のため最も慎重な操作が要求される．
》》 尾側からの郭清に執着しないことが重要である．

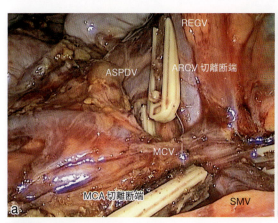
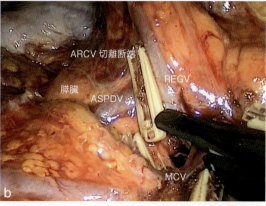

**図6** 頭側からMCVの同定
a：網嚢を開放し，REGVを辿るとGCTへの流入部と切離されたARCVが確認され，
b：その左側に横行結腸間膜からSMVに流入するMCVが容易に確認できる．

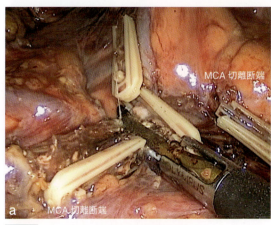
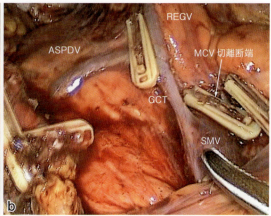

**図7** 頭側からMCVを切離場面
a：MCVの中枢側clip後，MCVの切離前
b：MCV切離直後

　術中のCTA画像および術中写真はすべて，前施設の大阪府立急性期・総合医療センターより借用した．

[文献]

1) Yamaguchi S, et al：Venous anatomy of the right colon：precise structure of the major veins and gastrocolic trunk in 58 cadavers. Dis Colon Rectum 45：1337-1340, 2002
2) 松田　宙ほか：脾彎曲授動を伴う下行結腸癌に対する腹腔鏡下大腸切除術．手術 65 1177-1181, 2011
3) Ogino T, et al：Preoperative evaluation of venous anatomy in laparoscopic complete mesocolic excision for right colon cancer. Ann Surg Oncol 21（Suppl 3）：S429-S435, 2014

## Ⅱ. 横行結腸癌に対するD3郭清
### 3. 腸管・腸間膜の剥離・授動におけるピットフォール・偶発症の対応

# ① 肥満例での血管同定のコツ

猪股雅史

大分大学消化器・小児外科

## 1. 肥満例での横行結腸切除術

横行結腸癌に対する腹腔鏡手術はSMA・Vの血管分岐に変異が多いこと，剥離・郭清の際に膵，十二指腸などの臓器損傷の可能性があること，結腸の広範囲な授動が必要であることから，比較的難度が高い術式とされている．

肥満例に対する腹腔鏡下横行結腸切除術では，① 腹腔内のワーキングスペースが狭い，② 血管が透見されず同定しにくい，③ 周囲臓器との境界が不明瞭，④ 毛細血管が豊富で組織が脆弱，⑤ 腹壁が厚く操作用トロッカーの可動域が制限される，など腹腔鏡手術に共通した問題点に加え，横行結腸間膜の厚い脂肪のために血管の同定がさらに困難となることから，腹腔鏡手術の難度がさらに高くなる[1]．ここでは肥満症例におけるMCA・Vの根部にアプローチする場合の要点について解説する．

## 2. 肥満例における術前の工夫

腹腔内のワーキングスペースを確保するためには手術前からの準備も重要である．腸管前処置を十分に行い，腸管内容を排出させ，腸管拡張のない状態にしておく必要がある．また横行結腸は腹腔内で固定されておらず，可動性があるため，術前の画像所見と術中の血管の走行とは対応させにくい．したがって，3D-CT再構築にて術前の画像診断で血管の分岐形態や破格の有無などを評価し，血管の走行をシミュレーションしておくことが，肥満例における血管の剥離・同定に有用である

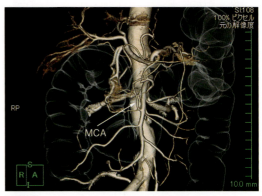

**図1** 3D-CTによる血管再構築
術前に，3D-CT再構築にて血管の分岐形態をシミュレーションする．

（図1）．

**Point** 肥満例の術野確保のため，術中の手技や体位の工夫はもちろん，腸管の拡張のないように適切な術前の前処置の実施が重要である．

## 3. 肥満例における術中の工夫

術中は，体位変換を十分に行い，重力を利用して腸管を術野から排除し，ワーキングスペースの確保に努める．肥満例では特に正しい剥離層の剥離と保持が重要であり，不要な出血を避け，術野をドライに保つことができ，さらに適切な剥離層の拡大・保持にもつながる．正しい剥離層の同定には，肥満による内臓脂肪の影響を受けにくい解剖学的部位（発生学による膜の癒合層の腹腔側のくぼみ）をランドマークにすることが重要である．

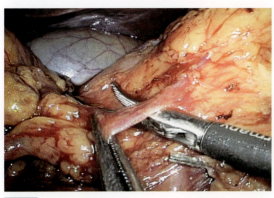 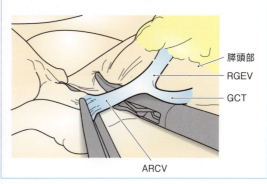

**図2 副右結腸静脈（ARCV）のGCTへの流入部の露出**
膵前筋膜をランドマークとし，RGEVを確認し中枢側に剥離を進め，ARCVをGCT流入部で切離する．

このランドマークとなる解剖学的部位を明らかにするために，助手の2本の把持鉗子にて腸間膜の適度な牽引にて広い剥離面を保ちながら，組織間の適切な剥離層を同定し，剥離を進めることができる．肥満例では組織が脆弱なことが多いため，腸間膜の把持や牽引には有窓の無傷把持鉗子を用いて出血させないように注意が必要である．助手の鉗子操作には，①把持する場所，②把持する方向，③牽引する強さ，を常に考慮することが重要である．腹壁が厚いためにトロッカーを刺入したあとのトロッカーの可動域が制限される．良好な視野を得るために適切なトロッカーの位置と刺入方向を考慮し，必要に応じて躊躇なくトロッカーの追加を行う．

**Point** 肥満例の正しい剥離層の同定は，内臓脂肪の影響を受けにくい解剖学的部位（発生学による膜と膜の癒合層の腹腔側のくぼみ）をランドマークにする．

### 4. superior approach

脂肪が多く，目標物の同定がしばしば困難である肥満例に際しては，内臓脂肪の影響を受けにくく確実に同定できる解剖学的ランドマークをたどりながら目標物へのアプローチを行う必要がある．superior approachを行う際には右胃大網静脈（right gastroepiploic vein：RGEV）をランドマークにして，これをたどりながら剥離を進めていく．RGEVに到達するためには，正中より左側の脂肪の薄いところから大網を切開して網嚢を開放する．胃結腸間膜の切開を右側へと進め，膵前筋膜の剥離を行い，横行結腸間膜と膵頭部の癒着の剥離を進めていくと，膵頭部においてRGEVを認める．RGEVを覆う膵前筋膜を切開し，中枢側にたどって剥離を進めると，副右結腸静脈（accessary right colic vein：ARCV）がGCTに流入する部位が確認される．GCTの出現率は高く，46〜100％の出現頻度と報告されている[2]．MCVは破格が多く，SMVへ単独流入する頻度はGCTほど高くないため，SMVに到達するためのランドマークとしてはGCTのほうが有用である．ARCVは腸間膜の牽引により損傷し，出血の原因となるので，早い段階で切離を行う（図2）．ARCVをGCT流入部で切離し，GCTをさらに中枢側に剥離を進めると，SMVに到達する．SMV前面は血管壁と周囲組織との間が疎であり，剥離は容易である．SMV前面を尾側方向へ剥離を進め，MCVの根部が同定できれば切離を行う．MCVは多くの場合，MCAよりも頭側を走行するため，superior approachをした方が，同定・剥離・郭清が容易である[3]．肥満例では脂肪が多いため，血管が透見できず，根部の同定が困難なことが多い．そのような場合にはsuperior

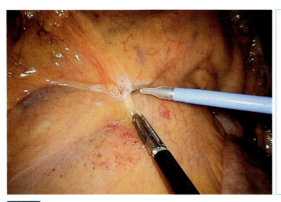 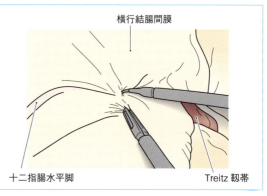

**図3** inferior approach開始のランドマーク

inferior approach開始のランドマークは十二指腸水平脚とTreitz靱帯である．この間の結腸間膜を剝離しSMVとSMAの前面に到達する．

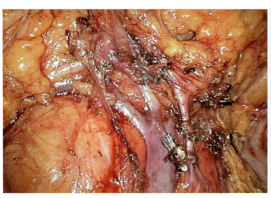 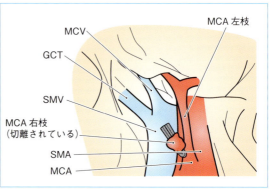

**図4** inferior approachによる血管根部の露出

inferior approachからの剝離で，MCA，MCVの根部に到達する．MCA右枝は分岐直後に切離されている．

approachのみにこだわらず，inferior approachも併用して，腸間膜を両側から薄くしながら脈管を同定していくのが確実である．

**Point** superior approachでは，内臓脂肪の影響を受けにくく確実に同定しうるランドマークとして右胃大網静脈，さらにGCTを同定する．

## 5. inferior approach

inferior approachでは十二指腸水平脚とTreitz靱帯をランドマークとし，その間の結腸間膜内でSMVとSMAを同定する．助手鉗子2本により横行結腸間膜を把持し，頭側腹側に大きく扇形に展開する．十二指腸水平脚とTreitz靱帯の間の結腸間膜を丁寧に剝離しながらSMVとSMAを同定する（図3）．その後，血管前面の層を維持しながら剝離・郭清を頭側に進めていくとMCV，MCAの根部に到達する（図4）．静脈周囲が最も剝離しやすいため，SMV前面を尾側から頭側に剝離を進め再現性の高いGCTを同定し，これをランドマークとしてSMAからMCAが分岐していると予想される部位の横行結腸間膜の腹膜を脾彎曲部方向に切開してMCA根部に到達す

①肥満例での血管同定のコツ

# Knack & Pitfalls

- 良好な視野展開を可能にするため，術前腸管処置にて腸管拡張のない状態にする．
- 術前の3D-CT画像にて血管分岐走行を知っておく．
- 内臓脂肪の影響を受けにくいランドマークを起点に，横行結腸間膜の頭側・尾側の両方向から剥離を行う．

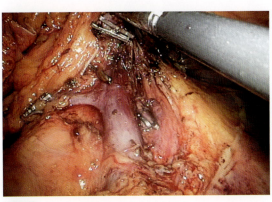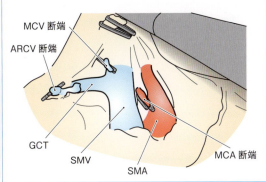

**図5** D3郭清終了後
MCAは右枝と左枝の共通幹の根部で切離．MCVは多くの場合，MCAよりも頭側を走行し，SMVへの流入部もMCA根部より頭側に認める．

る方法が最も有用である．事前にsuperior approachにより結腸間膜前葉が剥離されており，菲薄化しているので血管の同定も容易になっている．MCAとMCVの両側の結腸間膜を開窓し，両側から安全に根部へのアプローチを行うことができる（図5）．

**Point** inferior approachでは，内臓脂肪に影響を受けにくい十二指腸水平脚とTreitz靱帯をランドマークとして，横行結腸間膜内のSMV，SMAを剥離・同定する．

[文献]

1) Seki Y, et al：Evaluation of the technical difficulty performing laparoscopic resection of a rectosigmoid carcinoma：visceral fat reflects technical difficulty more accurately than body mass index. Surg Endosc 21：929-934, 2007
2) Ogino T, et al：Preoperative evaluation of venous anatomy in laparoscopic complete mesocolic excision for right colon cancer. Ann Surg Oncol 21：429-435, 2014
3) 勝野剛太郎ほか：中結腸動脈の解剖．手術 68：1553-1558, 2014

# Ⅲ. 脾彎曲近傍進行癌に対するD3郭清
―SMAとIMAの両方向から栄養されている進行癌を想定―

# Ⅲ．脾彎曲近傍進行癌に対するD3郭清

# 1．手術操作手順

奥田準二

大阪医科大学附属病院がんセンター・消化器外科

## 1．この術式のポイント

癌手術の原則の第一に腫瘍部に対する操作を最小限にすることがあげられる．すなわち，中枢側リンパ節郭清と血管処理を先行し，病変部腸管の剝離授動は最後に極力愛護的に行うことが肝要である．本項では，SMAとIMAの両方向から栄養されている脾彎曲近傍進行癌に対して内側アプローチをメインにしたD3郭清の手術手順の要点を述べる．

## 2．本術式に必要な外科解剖（図1）

図1に腸間膜内側からのアプローチに必要な外科解剖を示す．SMAは十二指腸の腹側を，IMAは背側を走行するため，右側・横行結腸間膜と左側結腸間膜の間には段差がある．また，中結腸動静脈根部の郭清から横行結腸間膜の剝離時には膵体部の損傷を避けること，IMVを含む左側結腸間膜の頭側への剝離時には膵体部背側への誤進入を避けることがポイントになる．この際に，十二指腸，膵体部，Treitz靱帯とIMVが手術時の主なランドマークになる．

## 3．病変部支配血管の主なバリエーション（図2）

IMAからの病変部支配血管はLCAである．一方，SMAからの病変部支配血管はMCA左枝が通常であるが，そのバリエーションは多彩である．主なバリエーションとして図2に示す副中結腸動脈（AMCA）がある．MCA根部よりも中枢

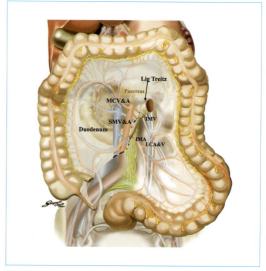

**図1** 右側〜横行〜左側結腸間膜の外科解剖とランドマーク

Duodenum：十二指腸，SMV＆A：上腸間膜静脈・動脈，MCV＆A：中結腸静脈・動脈，Pancreas：膵臓，Lig Treitz：トライツ靱帯，IMA：下腸間膜動脈，LCA＆V：左結腸動脈・静脈，IMV：下腸間膜静脈

側でSMAより直接分岐して膵体部背側からTreitz靱帯内側直上を走行して病変部支配血管となる．また，MCAの左右枝がSMAより独立分岐し，独立分岐したMCA左枝が支配血管になるなどSMAからの支配血管のバリエーションは多彩である．これらのバリエーションへの術中対応策としては，Treitz靱帯を中心に内外側からの挟撃アプローチ（pincer approach）でstep-

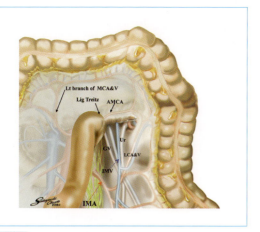

**図2** 病変部支配血管の主なバリエーション

Lt branch of MCA＆V：中結腸動静脈左枝，Lig Treitz：トライツ靱帯，AMCA：副中結腸動脈，IMA：下腸間膜動脈，LCA＆V：左結腸動脈・静脈，IMV：下腸間膜静脈，GV：性腺血管，Ur：尿管

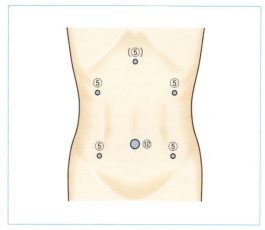

**図3** ポート配置

気腹下に5ポートで行うが，左結腸曲の授動が困難な場合は心窩部に1ポート追加する．（丸数字はポートのサイズmm）

by-stepに丁寧に剝離郭清を行うことが基本となる．なお，造影剤禁忌などなければ，3D-CT血管画像により，術前に個々の患者の血管走行形態や病変支配血管を正確に同定しておくと安全で的確な血管処理にきわめて有用である[1]．

### 4．ポート配置（図3）

気腹下に図3の5ポートで行う．なお，脾彎曲部の授動が困難な場合は，心窩部に5mmポートを追加する（additional port surgery）．

### 5．手術操作手順

①術野展開（図4）

腹腔内精査の後，右側から横行結腸間膜の操作時には手術台を軽度頭低位で左下位に，左側結腸間膜の操作時には手術台を軽度頭低位で右下位にし，小腸を排除して良好な術野展開を行う．

②中結腸動脈根部郭清と血管処理（図5）

① 十二指腸水平部をランドマークとし，その上縁付近から横行結腸間膜の剝離を開始してTreitz靱帯の方向へ進める．

② Treitz靱帯近傍では横行結腸間膜左側を介して膵体部下縁を確認し，その腹側で横行結腸間膜を切離して網嚢に入り，膵体部を確認する．

③ 十二指腸水平部上縁でICA＆V根部付近からSMV前面の郭清を頭側へ進める．また，左側では網嚢開放部の膵体部腹側の層で剝離を内側に進め，MCA根部を左右から挟み込むようにアプローチ（pincer approach）して#223リンパ節を郭清し，中枢側D3郭清とする．血管は，MCA・Vの右枝を温存し，左枝を処理する．なお，MCVは根部で処理することも多い．

③左側結腸間膜の"IMV first"によるmedial approach（図6）

① われわれは，Treitz靱帯をランドマークに，IMA根部頭側でIMV内側から左側結腸間膜剝離を開始する．左側結腸間膜の剝離を内側から外側へ左性腺血管や左尿管を温存する左腎前筋膜前面で進める．

② 膵背側への誤進入を回避すべく，膵体部下縁のIMVをランドマークに2cm程度腹側で横行結腸間膜を剝離し膵体部の腹側で網嚢内に安全確

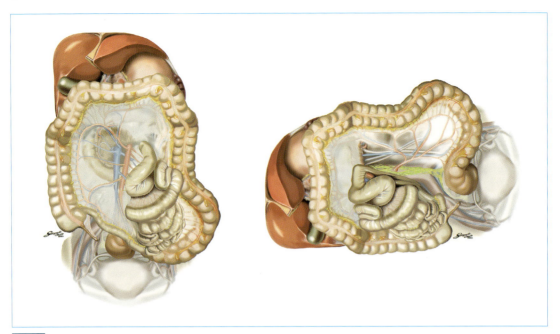

**図4** 術野展開
手術操作の局面ごとに手術台を軽度頭低位で左下もしくは右下として小腸を排除し,良好な術野を展開する.

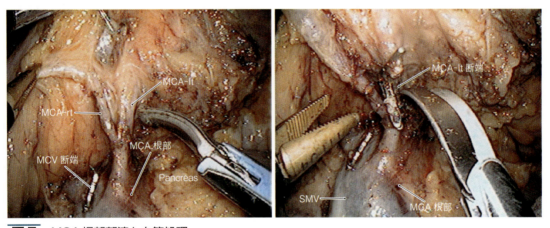

**図5** MCA根部郭清と血管処理
十二指腸水平部上縁でICA＆V根部付近からSMV前面の郭清を頭側へ進め,左側では網嚢開放部の膵体部腹側の層で剥離を内側に進め,MCA根部を左右から挟み込むようにpincer approachして#223リンパ節を郭清し,中枢側D3郭清とする.血管は,MCA・Vの右枝を温存し,左枝を処理する.
Pancreas：膵臓

実に入る.この際に,前項②の②の内側からの横行結腸間膜の剥離面とも連続させる.膵体部下縁でIMVの中枢側をクリッピングして処理し,膵体尾部下縁に沿って腸間膜の剥離を左結腸曲に向かって迅速かつ安全に進める.最初の血管処理がIMVとなるため,"IMV first"による腸間膜剥離と呼んでいる.

③ 図7に示すように,IMA根部の#253リン

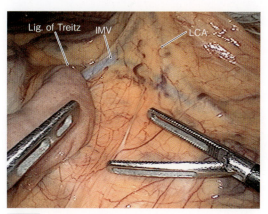

**図6** 左側結腸間膜の"IMV first"による medial approach

IMA根部頭側でIMV内側から左側結腸間膜剥離を開始し，膵体部下縁のIMVをランドマークに2cm程度腹側で横行結腸間膜を剥離し膵体部の腹側で網嚢内に安全確実に入り，膵体部下縁でIMVの中枢側を処理し，膵体尾部下縁に沿って腸間膜の剥離を左結腸曲に向かって迅速かつ安全に進める．最初の血管処理がIMVとなるため，"IMV first"によるmedial approachと呼んでいる．

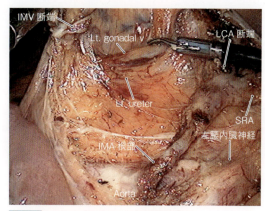

**図7** IMA根部郭清と血管処理

IMA根部の#253リンパ節をen blocにLCA分岐部まで郭清し，病変部支配血管のLCAを根部で処理し，その外側でIMVの末梢側を処理して中枢側D3リンパ節郭清と血管処理を完了する．

パ節をen blocにLCA分岐部まで郭清し，病変部支配血管のLCAを根部でクリッピングして処理し，その外側でIMVの末梢側をクリッピングして処理して中枢側D3リンパ節郭清と血管処理を完了する．続いて，左腎前筋膜から後腹膜下筋膜背側に左尿管と左性腺血管を温存し，左側結腸間膜の剥離を外尾側はSD junctionまで進める．

#### ④中枢側D3郭清完了図（図8，9）

SMAからのMCA左枝とIMAからの左結腸動脈の両方向から栄養されている脾彎近傍進行癌に対するD3郭清完了図を図8に示す．図9は，主な血管バリエーションとしてAMCAがある場合の郭清完了図である．AMCAは，MCA根部よりもかなり中枢側でSMAより直接分岐して膵体部背側からTreitz靱帯内側直上を走行して病変部支配血管となることが多いので，術前画像精査で膵体部背側に有意な腫大リンパ節を認めなければ，通常，血管処理は膵体部下縁で良い（矢印）．なお，AMCAがメインで，術前画像精査で

MCA根部と周囲に有意な腫大リンパ節がなければ，MCA根部の郭清やMCA左枝の血管処理は省略することも多い．また，左側結腸間膜内のIMVの処理については，IMV周囲を郭清するも本幹を温存して左結腸静脈のみを処理することもある．

#### ⑤胃結腸間アプローチによる左胃大網動静脈処理（図10）

内側や下行結腸側からよりも胃結腸間アプローチの方が，胃体部大彎と横行結腸との距離感がつかみやすく左胃大網動静脈の温存（図10a）や合併切除（図10b）も自在にできる．

#### ⑥脾彎曲部授動の操作手順（図11）

medial approach（①）と胃結腸間アプローチ（②）後に，下行結腸の壁側腹膜付着部の剥離を頭側へ進め（③），脾下極を確認して上方向からのsuperior approach（④）も加えて多方向から脾彎曲部の腸管と腫瘍部を確認しながら安全確実に

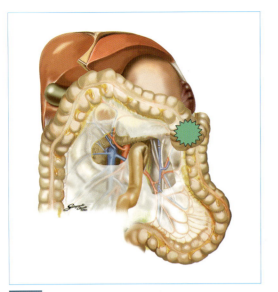

**図8** 中枢側D3郭清完了図

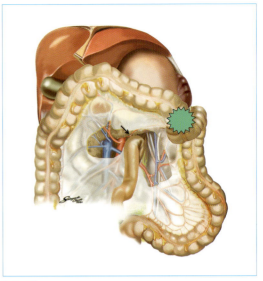

**図9** 中枢側D3郭清完了図（AMCAあり）

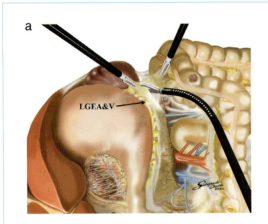
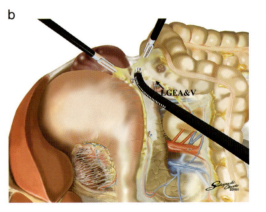

**図10** 胃結腸間アプローチによる左胃大網動静脈の温存と合併切除

胃結腸間アプローチの方が，胃体部大彎と横行結腸との距離感がつかみやすく左胃大網動静脈の温存（a）や合併切除（b）も自在にできる．
LGEA＆V：左胃大網動静脈

剝離を行う．さらに，口側は膵体尾部下縁に沿って横行結腸間膜を中央右側まで剝離し，肛門側は下行結腸からS状結腸までの腸管・腸間膜を剝離授動して，左半結腸を完全に授動する（図12）．

## 6. 切除・吻合と手術の完了（図13, 14）

臍部のポート創を4～5cmに延長し，創縁保護して病変部を含む左半結腸を体外へ誘導する．体外で腸管切離予定部の辺縁動静脈を処理して，腸管を絹糸で結紮して管腔内転移予防とし，ステ

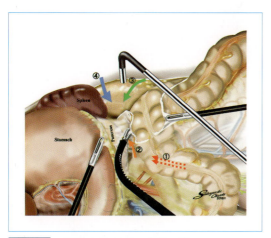

**図11** 脾彎曲部授動の操作手順

medial approach（①），胃結腸間アプローチ（②）と下行結腸側からのlateral approach（③）にsuperior approach（④）も加えて多方向からのアプローチで脾彎曲部を安全確実に授動する．

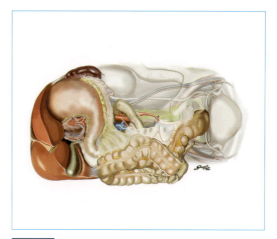

**図12** 左半結腸完全授動

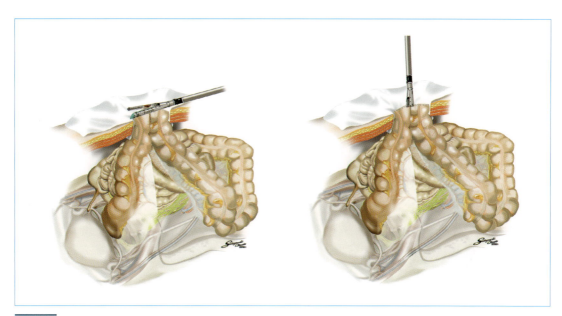

**図13** 体外での切除吻合

イプラーにてfunctional end to end法にて腸切除と吻合を行う．腸間膜欠損部は修復せず，小腸が腸間膜欠損部に迷入しないように周囲組織で補填する．ドレーンは留置していない．

## 7. オプション（体内での切除吻合）
（図15）

内臓脂肪高度や横行結腸間膜が短縮して体外で

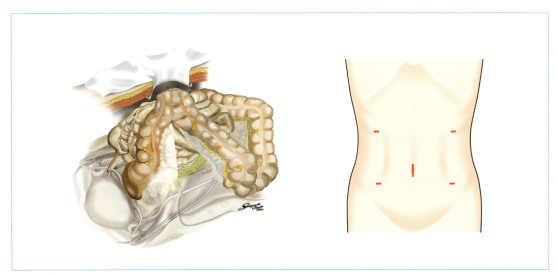

**図14** 体外での切除吻合と腹腔鏡下結腸左半切除の完了図

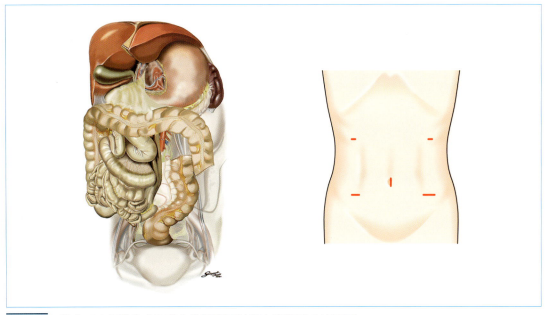

**図15** 体内での切除吻合と完全腹腔鏡下結腸左半切除の完了図

の腸切除吻合が困難な場合などには,完全腹腔鏡下に体内で腸管切離・吻合まで行う.

[文献]
1) 奥田準二ほか:腹腔鏡下大腸手術手技の最前線6―進行大腸癌に対する種々の工夫を加えた3D-CT画像に基づく腹腔鏡下ナビゲーション手術―. 外科治療 84:1015-1027, 2001

**One Point Advice**

# SMA領域・IMA領域の郭清範囲
## 福長洋介 [がん研有明病院大腸外科]

◆ SMA領域の郭清範囲

　脾彎曲部近傍の進行癌でSMAからも栄養されている場合には，副中結腸動脈（AMCA）が存在する場合とそうでない場合に分けてその範囲を考慮する方がよい．

● AMCAがない場合

　MCA左枝の根部を露出して処理する．郭清の範囲はSMAからMCAが立ち上がる根部を露出し，MCA周囲の脂肪組織（No.223リンパ節含む）を郭清し，その左枝根部に至る手順をとる．多くの場合MCAの頭側に伴走してMCVが存在するので，動脈処理の際の剥離においてはその頭側にこれがあるということを常に念頭において操作を進める必要がある．静脈も同じく左枝の根部で露出して処理する（図1）．

● AMCAがある場合

　理想的にはその根部周囲が3群領域となるので露出するのが望ましいが，SMAのかなり中枢に近いところ（膵臓の背側）から分枝していることもあり副損傷のリスクもあり注意が必要である．

　この場合はMCA左枝は根部付近での処理で良いと考える．

◆ IMA領域の郭清範囲

● 動脈周囲の郭清範囲と処理

　IMA領域はその根部を露出して周囲の脂肪組織（No.253リンパ節含む）を郭清し，LCAの根部を露出して処理する（図2）．

　まずは左側大腸癌の手術と同様にIMAからSRAの血管茎を把持挙上してmedial approachで操作を行う．左右腰内臓神経から上下腹神経叢を背側に温存する層で血管系の背側を十分に剥離する．その後IMAの根部を露出し，根部から末梢に向かってこれを露出するように周囲脂肪組織を郭清していく．LCA分枝の位置には個人差があるので術前の造影CTなどを詳細に検討してイメージを持っておく必要がある．

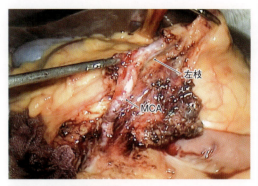

[図1] SMA領域の郭清
MCA根部から左枝の分枝まで露出して，周囲脂肪織を切除する．

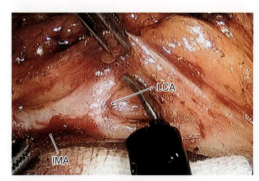

[図2] IMA-LCA領域の郭清
IMA根部から周囲脂肪織を切除し，LCA根部を露出する．

● IMVの処理

　LCAを処理したのちは，郭清の範囲を末梢に延ばす必要はなくIMA本幹から間膜に離れるように切離線をとる．その途中でIMVの末梢側が現れるのでこれを処理する．その後の腸間膜は，腫瘍から肛門側に10cm離れた腸管の位置に向かってその切離線をとり切離していく．IMVの中枢側は膵下縁において剥離して処理する．横行結腸間膜からのドレナージ静脈が合流することがあるので注意が必要である．

Ⅲ．脾彎曲近傍進行癌に対するD3郭清
## 2．腸管・腸間膜の剥離・授動におけるコツ・工夫

# ① 血管同定のコツ

岡林剛史・長谷川博俊

慶應義塾大学一般・消化器外科

### 1．脾彎曲部近傍の血管解剖と術前準備

　脾彎曲部近傍では，いくつもの血管が複雑に入り組み，互いに交通する複雑な解剖学的構造を有し，古くからGriffiths' pointと呼ばれている．その血管解剖には，多くの破格が存在していることも知られている．そのため，脾彎曲部近傍の手術を行う場合には，十分な解剖学的理解が必要であることはいうまでもないが，不用意な血管損傷は，予期せぬ腸管の虚血やうっ血を引き起こし，縫合不全の発生につながる可能性もあることを肝に銘じるべきである．

　脾彎曲部近傍の腸管は，SMAおよびIMAの分枝により栄養される．SMAの分枝にはMCA左枝および左中結腸動脈（ltMCA）があり，IMAの分枝にはLCAがある．一方で静脈は，MCVおよびIMVの分枝からSMVや脾静脈に注ぐ．脾彎曲部近傍の癌の手術において同定すべき血管は，SMAの分枝としてはMCA左枝およびltMCAであり，IMAの分枝としてはLCAである．これらの動脈はそれぞれMCVやIMVと伴走しており，その位置関係を正確に把握したうえで手術を行う必要がある．

　脾彎曲部で血管同定を行う際には，脾彎曲部を境に腹腔鏡の方向・角度をたびたび変更する必要があり，同じ血管であっても見え方が全く変わってくる．そのため，複雑な解剖学的構造を立体的に理解しておく必要がある．

　このように複雑な血管解剖を理解し，腹腔鏡下

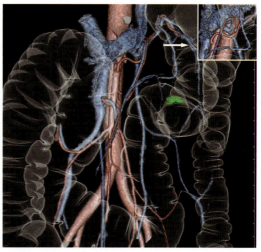

**図1** 3D angiography
術前に施行した3D angiographyの1例．本症例ではltMCAが存在し，その分枝と横行結腸からIMVへ流入する静脈が伴走していた（インセット図）．

手術における血管の手術解剖を立体的に理解するためには，3D angiographyが有用である（図1）．3D angiographyにより，血管解剖を正確に把握することで，たとえ複雑な血管解剖であっても計画性をもって手術に臨むことができる．

**Point** 3D angiographyを行い，血管同定を行う手順を確認する．

### 2．血管同定法の実際

#### ①LCAおよびIMVの同定法

　血管同定を始めるにあたりまず必要な操作は，岬角の高さまでの十分なS状結腸間膜の授動である．S状結腸間膜が後腹膜と癒合したままLCA

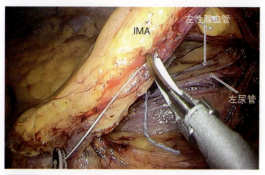

**図2** IMAと絹糸によるLCAの同定

無計画なIMA根部周囲の脂肪織の切開を避けるため，IMA根部から分岐部までの長さに切った絹糸を用いて分岐部の位置をできるだけ正確に予測し，切開を行う．

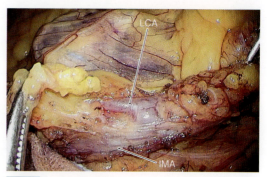

**図3** LCAの同定

血管鞘をしっかりと露出し，できるだけ計画的な操作を心がける．

の同定およびリンパ節郭清を行うと，背側にある左尿管や左性腺血管の損傷をきたす危険性がある．また，十分なS状結腸間膜の授動を行うと，自ずとIMA根部が同定されるという利点もある．しっかりと授動を行ったのちに，IMAの血管鞘を根部から末梢へ向かい超音波切開凝固装置を用いて丁寧に露出すると，LCAの分岐を同定することができる．文献的には，LCAの分岐はIMA根部から約4 cmの距離にあるとされているが，その長さには個人差がある[1]．LCAの分岐を同定するために無計画にIMA根部周囲の脂肪織を切開すると，手術時間が延長するだけでなく，本来en blockに切除すべきリンパ節が露出することになり腹膜播種につながる危険性もある．あらかじめ3D angiographyを用いてIMA根部から分岐部までの長さを測定し，その長さに切った絹糸を用いてLCAの分岐部を予想する（図2）．その部位でIMAの血管鞘を露出するとLCAの分岐を容易に同定することができる（図3）．IMVにはLCAの内側・外側を伴走するパターンがあるが[1]，LCAを切離したのちに，LCAの上を覆うS状結腸間膜前葉だけに切開を入れると，パターンにかかわらずLCAの腹側もしくは背側の腸間膜脂肪織に埋まるIMVを容易に同定することができる（図4）．この際に，S状結腸間膜前葉だけ

でなく下の脂肪織ごと切離するとエネルギーデバイスでIMVを損傷する可能性があるので注意が必要である．

**Point** 絹糸をIMA根部からLCA分岐部の長さに切り，その距離を実測するとよい．

### ②MCA根部左側およびltMCAの同定法

MCA根部左側およびltMCAを確実に同定するためには，cranial-to-caudal approach（CCA）が有用である[2]．CCAは胃結腸間膜を切開し，網嚢の開放を行い，頭側からMCA根部のリンパ節郭清を行う手法である．本法では，良好な視野で横行結腸間膜付着部を露出することができ，横行結腸間膜付着部の切離，横行結腸間膜の剝離授動と進めていくと，目的とする血管を容易に同定することができる．

以下にその手順を紹介する．胃結腸間膜を切開し，網嚢の開放を十分に行う．この際に，胃と横行結腸の癒着を認めることがあるが，解剖認識の妨げになるためこれを十分に剝離しておく．網嚢後面を形成する膵臓を視認し，膵下縁に沿って横行結腸間膜付着部前葉を切開すると，疎な組織に至る．この層を外側に切離しながら横行結腸間膜の剝離授動を進めていくと，左腎前筋膜前面の層に至る．そのまま，脾彎曲部の授動を頭側からで

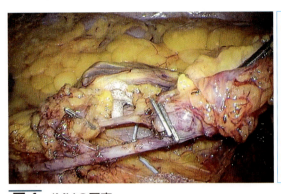
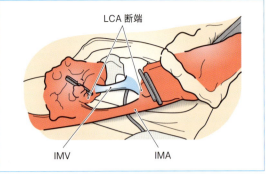

**図4** IMVの同定
LCAを切離すると同定が容易になる．

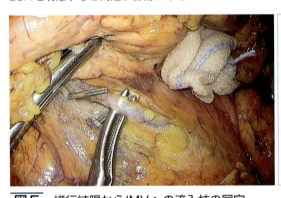
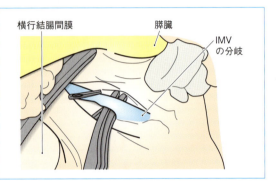

**図5** 横行結腸からIMVへの流入枝の同定
膵下縁の高さの横行結腸間膜内にIMVへ流入する静脈を認める．

きる限り行っておく．途中，IMVや下膵静脈から横行結腸へ分岐する静脈を認めることがある（図5）．特にIMVからの分枝はその首が短く，いくつかに分岐していることがあるため注意が必要である．きちんと層を意識しながら膜のみを切離していくことが，これらの静脈の不用意な損傷を回避する上で重要である．右側は網嚢右界まで切開を延長し，牽引によりSMVの分枝に緊張をかけられるようにしておく．CCAでは，このように血管を同定する前に横行結腸間膜の授動を十分に行うことで，MCAを含む部分の横行結腸間膜が山の峰状になり，血管周囲の手術操作が容易になる．網嚢右界を切開するとMCVを尾側に透見することができる．MCVを頭側に追跡するとSMVを同定することができる．このやや頭側に脾静脈（SpV）の分岐部がある．MCVは血管同定・リンパ節郭清の際に邪魔になることがあり，その場合には切離する．SpV分岐部の高さのSMAから左側に分岐するltMCAを同定することができる（図6, 7）．

MCA根部を同定する場合には，まず横行結腸間膜を腹側に牽引し，横行結腸間膜後葉を展開しながら，尾側から横行結腸間膜を見上げる．十二指腸曲外側から尾側へ走行するIMVは容易に透見することができる．IMV前面の腸間膜を頭側に向かい切開する（図8）．十二指腸曲を露出するように患者の右側へカーブを描きながら横行結腸間膜を切開する．SMAが存在する面が底面になるように意識しながら横行結腸間膜の切開を右側へ広げていくと，MCAの根部を同定することができる（図9）．MCAからその左側の腸間膜を剝離し，血管鞘を露出していけば，MCA左枝の分

# Knack & Pitfalls

≫ 複雑な血管解剖を正確に把握することに努め,計画性をもって血管の同定に挑む.
≫ LCAの同定を行う前に十分なS状結腸の授動を行う.
≫ 膵下縁から横行結腸間膜の切離・剥離をできるだけ広く行い,十分に視野を確保する.

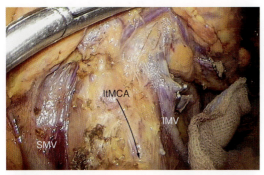

**図6** SMA周囲における主要血管の位置関係

SMV・IMVに囲まれるようにSMAが存在し,そこから左側へ走行するltMCAを透見することができる.

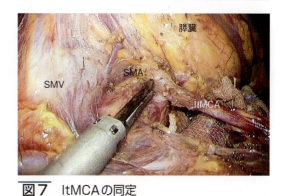

**図7** ltMCAの同定

膵臓の背側,SpV分岐部の高さでSMAから左側へ分岐するltMCAを同定する.

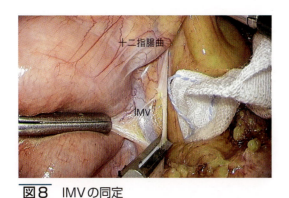

**図8** IMVの同定

IMVは,十二指腸曲近傍で容易に透見できる.

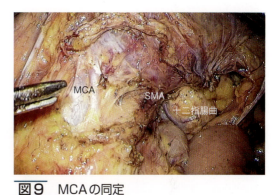

**図9** MCAの同定

SMAが存在する面が底面になるように意識しながら横行結腸間膜の切離を進めると,MCAの根部を同定することができる

岐を同定することができる.

　この部分の腸間膜は簡単に持ち上がるいわゆる薄い膜構造ではない.すなわち,生理的癒合により奥行きが生じるようになっており,手術操作を誤る可能性が高い部分であることに留意する必要がある.それを予防するためには,網嚢内の癒着を外し,膵下縁の切離を十分に行っておき,できるだけ解剖学的構造を薄くしておくことが安全に血管同定を行う上で重要と考えられる.

**Point** CCAを行い,できるだけ横行結腸間膜を授動する.

[文献]

1) Murono K, et al: Anatomy of the inferior mesenteric artery evaluated using 3-dimensional CT angiography. Dis Colon Rectum 58: 214-219, 2015
2) 鶴田雅士ほか:腹腔鏡下横行結腸切除術. 臨外 71: 143-148, 2016

Ⅲ. 脾彎曲近傍進行癌に対するD3郭清

2. 腸管・腸間膜の剥離・授動におけるコツ・工夫

# ② 網囊腔に進入するコツ・膵損傷を回避するコツ

大田貢由

横浜市立大学附属市民総合医療センター消化器病センター

## 1. 横行結腸間膜，MCAの構造（図1）

上腹部における腹膜欠損部を図1に示す．横行結腸間膜は膵下縁，正確には背側膵の下縁に沿って付着しており，網囊腔の尾側縁を形成している．またSMAは背側膵下縁（膵切痕の左側）から出て，十二指腸水平脚の腹側を通過する．横行結腸動脈は膵下縁の高さでSMAから分枝し，横行結腸間膜内を走行する．以上を理解すると，腹腔鏡下手術において横行結腸間膜にアプローチする際，medial approach，つまり膵の下縁からアプローチするのは解剖学的にみて合理的といえる．やや極論であるが，横行結腸間膜の授動は，"（背側）膵下縁を明らかにする手技"と理解するとわかりやすい．ただし，medial approachでMCA根部を明らかにする場合には，小腸を左側に排除して膵頭部（腹側膵前面）から膵切痕に至る経路の方が解剖学的に容易である．また，D3郭清において末梢側から中枢側に向かって郭清を進める方法は，かえって癌の根治性を損なう恐れがあるので推奨できない．

**Point** 横行結腸間膜の完全な切離のために膵下

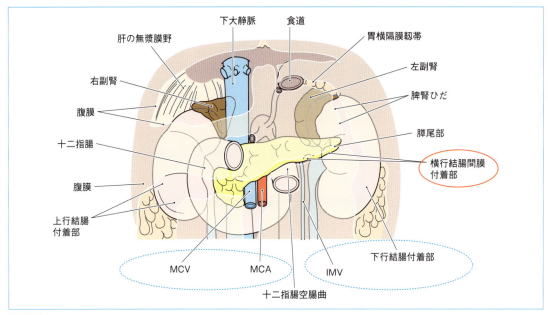

**図1** 腹膜欠損部（上腹部）
横行結腸間膜は膵下縁に付着しており，網囊腔の尾側縁を形成している．十二指腸空腸曲は横隔膜脚との間でTreitz靱帯により膵下縁に固定されている．

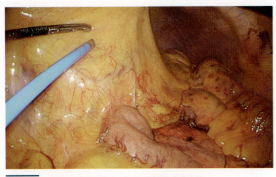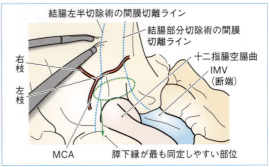

**図2** 腹腔鏡で見た十二指腸空腸曲

十二指腸空腸曲を基点として，膵下縁，MCA，IMVを同定することができ，また横行結腸間膜の切離ラインの設定も容易になる．

縁を明らかにすることが重要である．

## 2. 十二指腸空腸曲，膵下縁，MCA，IMVの位置関係（図2）

膵下縁は比較的厚い横行結腸間膜のため尾側からは認識し難い．またmedial approachで腎筋膜の前面を頭側に剥離していくと，結腸間膜から膵背側に進むことになり，これがmedial approachで膵下縁の同定を困難にしている一因でもある．最も膵下縁を同定しやすい部位は十二指腸空腸曲の周囲である．十二指腸空腸曲は横隔膜脚との間でTreitz靱帯により膵下縁に固定されており，その左側には若干のスペースがあり膵下縁が透見できる．また，横行結腸間膜を切離する際に十二指腸空腸曲を乗り越える部位で横行結腸間膜を切開すると比較的容易に膵下縁を明らかにすることができる（図2）．さらに十二指腸空腸曲を挟んで左側にIMVが，右側にMCAが位置している（図2）．十二指腸空腸曲はIMVの中枢側切離を膵下縁近傍で行う際の目安になる．また，MCAの左枝は必ず十二指腸空腸曲の腹側を通過することになるので，同枝の同定や横行結腸間膜の処理にも役立つ．例えば，横行結腸間膜の切離ラインを設定する際，結腸部分切除では十二指腸空腸曲の左側に間膜切離ラインを置けばよく，結腸左半切除術の際には同部の右側に間膜の切離ラインを設定する必要がある（図2）．この2ヵ所の切離ラインと横行結腸間膜付着部を理解すれば，横行結腸左側から下行結腸にかけての血管のvariationにかかわらず定型的な手術を行うことができる．十二指腸空腸曲は左側横行結腸癌の手術の際にはぜひ押さえておきたいランドマークである．

**Point** 左側横行結腸癌の手術で横行結腸間膜処理をする際には十二指腸空腸曲を基点として考えるとわかりやすい．

## 3. 手術手順と体位

ポート位置は通常の5ポート法（カメラポートは10 mm径，その他は原則5 mm径ポートを使用）で行い，術者は患者右手に立つ．横行結腸間膜の展開が不十分な場合には，上腹部正中に5 mmポートを追加して補助としている．以下に脾彎曲部癌に対する腹腔鏡下結腸左半切除術の手術手順の概略と体位を示す．

**手術手順**

①下行結腸をmedial approachで授動する．
②IMA周囲を郭清し，LCAを確認後根部で切離する．同じ高さでIMVの末梢側を切離する．
③十二指腸空腸曲左縁，膵下縁の高さでIMVの中枢側を切離する（図3）．
④左側結腸の外側を切離する．
⑤大網を横行結腸側につけて切開し，網囊腔を開放する（図4）．
⑥MCA左枝を切離する．横行結腸間膜を膵下縁

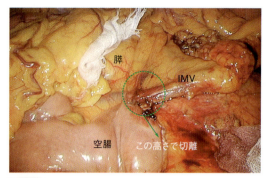

**図3** IMV中枢側の処理

IMVは，十二指腸空腸曲左縁の膵下縁で切離する．

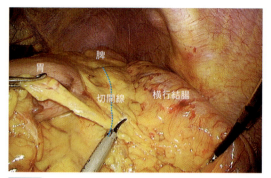

**図4** 大網の切開と網嚢腔の開放

大網は結腸側につけて行う．開放した網嚢腔にガーゼを置いておくと，尾側からの間膜切離の目安になる．

で切離する（図5a～d）．

⑦小切開し，腸管を創外に脱転し切離，吻合を行う．

**体位**

①～④：右下頭低位

⑤：右下位（やや頭高位）

⑥，⑦：右下位（やや頭低位）

　この手術手順は体位変換が最小限で，おおよそ同一視野で手術が行えるので，時間短縮に有利で，体型にあまり影響を受けず定型的に行うことができるという利点があると考えている．横行結腸間膜付着部切離に先だって網嚢腔を開放しておき（⑤），網嚢腔内の癒着の程度を確認しておくことや，ガーゼを網嚢腔において目印にしておくことは，横行結腸間膜の境界の確認に有用である．

**Point** 手術時間の短縮，わかりやすい定型化のためには，体位変換や視野展開は単純化するのがよい．

## 4. 手術の要点

### ①IMV中枢側の処理（図3）

　IMVは通常十二指腸空腸曲左縁で膵下縁に到達し，脾静脈もしくはSMVに合流する．この高さで切離すると下行結腸間膜，横行結腸間膜に切り込むことなく切除することが可能である．

### ②大網の切開と網嚢腔の開放（図4）

　大網の切開は正中から脾下極に向かって行う．横行結腸癌の場合，大網は結腸側につけるのが原則であり，そのほうが網嚢腔の開放も容易である．この際，胃大網動脈寄りで同動脈を確認しながら切開すると不用意な血管の損傷を避けることができる．ただし脾下極では，大網は癒着していて切離ラインがわかりにくいことがある．また脾結腸間膜内には血管が走行していることもあるので，出血しないように気をつける．さらに間膜を過度に牽引すると，脾の被膜がはがれ出血することがあるので注意が必要である．脾下極近傍の間膜切離は"忍耐"が肝要である．

### ③横行結腸間膜の切離（図5a～d）

　横行結腸間膜の切離線は前述のように膵下縁を目印にする．やや右下頭低位として，十二指腸空腸曲を中心として横行結腸間膜を展開する（図5a）．痩せている症例ではMCAの走行や膵下縁が透見できるが，不可の場合はまず十二指腸空腸曲の直上で横行結腸間膜を切開すると膵下縁が認識できるようになる（図5b）．右側に切開を延長するとMCAが確認できる．結腸左半切除術ではMCA左枝を確認しながら切離ラインを設定すればよいが，その際横行結腸間膜の損傷を最小限にするよう留意することが重要である．膵下縁に

# Knack & Pitfalls

》横行結腸間膜の切離は膵下縁に沿って行う．
》十二指腸空腸曲をランドマークとして膵下縁，MCA，IMVの確認や間膜切離線の設定を行う．
》下行結腸間膜から横行結腸間膜を"1枚のシート"として切除することが重要である．

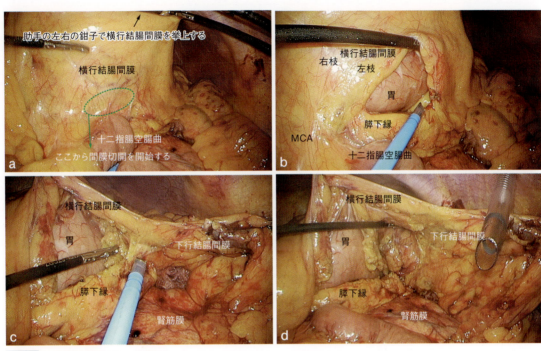

**図5　横行結腸間膜の切離**
a：やや右下頭低位として，十二指腸空腸曲を中心として横行結腸間膜を展開する．
b：膵下縁に沿って間膜切開を延長する．間膜の損傷がないことに留意する．
c：間膜切開を膵尾部に向かって進める．副中結腸動脈や副中結腸静脈が膵裏面から立ち上がってくる場合があるが，膵下縁の位置で確認してenergy deviceでsealを切離する．
d：下行結腸間膜と横行結腸間膜を"1枚のシート"にして切除することが重要である．

沿って膵尾部まで横行結腸間膜付着部を切開していく（図5c）．この過程で動脈，静脈が膵裏面から立ち上がってくる（副中結腸動脈，副中結腸静脈）症例があるが，細かいvariationに拘ることなく，膵下縁の位置で確認してenergy deviceでシールし，切離すれば良い．膵尾部まで横行結腸間膜付着部を切離すると，下行結腸間膜と横行結腸間膜を"1枚のシート"にして切除することができる（図5d）．この郭清では左結腸動静脈からの分枝についても，一括で切除することができるので考慮する必要がない．一方，横行結腸間膜切離部が膵下縁より末梢側であると，両者の結腸間膜に"くびれ"が入ることになる．脾彎曲部の癌の手術では，両間膜のくびれや損傷をなるべく作ることなく切除することが最も重要なことである．

**Point** 横行結腸間膜と下行結腸間膜を"1枚のシート"にして損傷することなく切除することを心がけるべし．

Ⅲ. 脾彎曲近傍進行癌に対するD3郭清
3. 腸管・腸間膜の剥離・授動におけるピットフォール・偶発症の対応

# ① 脾臓被膜損傷に対する処置

田島正晃・猪股雅史

大分大学消化器・小児外科

## 1. 脾臓の被膜損傷

　脾臓は血行の豊富な臓器であり，出血しやすいことが知られている．また，いったん出血すると止血に難渋することも多い．米国のデータによると，3年間で98万例の結腸直腸切除のうち，0.96％に脾損傷が認められ，85％に脾臓摘出が施行されている[1]．91％が脾彎曲の授動の際に損傷するため，横行結腸切除，左結腸切除術において多く発生する[2]．脾彎曲近傍癌に対する腹腔鏡下大腸癌手術の際の左結腸の授動では，助手の鉗子による視野展開が重要である．しかしながら，助手の鉗子が組織を把持する部位や，牽引力が作用する部位はしばしばスコープの視野外にあり，把持や牽引により思わぬ損傷が起こっていることがある．脾臓の被膜には大網脂肪や線維組織が癒着しており，脾彎曲部の授動の際の過度な牽引により，癒着部が被膜の部分で裂けることにより損傷し，出血をきたすことがある（図1）．ここでは脾臓の被膜損傷を生じないための予防策と，出血した場合の対応について解説する．

**Point** 脾臓被膜損傷は脾彎曲授動の際に，視野展開のための大網の牽引により生じやすい．

## 2. 被膜損傷部位の予防

　脾彎曲部の授動に先立ち，脾下極部の被膜に付着している大網の癒着をあらかじめ切離しておく．この操作により大網や大腸を牽引しても脾臓の被膜に牽引力が作用しないため，被膜損傷を防ぐことができる（図2）．

　頭側からの胃結腸間アプローチでは脾結腸曲の剥離の際，脾下極を確認し，過度な牽引がかからないように注意しながら横行結腸寄りで剥離を行う．視野展開が困難な場合は，尾側方向からのアプローチを適宜加えながら剥離を進める．腹腔鏡手術の拡大視効果や体腔内のより深く狭い部位においても明瞭に視野を描出できる特性を生かし，慎重に剥離を進めていく．

**Point** 脾臓被膜に癒着した大網をあらかじめ切離することにより大網牽引に伴う損傷を防ぐ．

## 3. 出血した場合の対応

　脾臓被膜損傷による出血への対応法の基本は，正確な被膜損傷部位の同定と損傷の拡がり・深さの評価である．まずガーゼで圧迫し（図3），周囲の血液を除去した後，圧迫を解除して，出血点を確実に同定する．多くの場合，張力がかかることにより，出血が増強しているので，超音波凝固切開装置や血管シーリング装置を用いて大網と脾臓被膜との間の癒着部を剥離する．この操作により，出血の勢いが弱まることが多い．圧迫のみで止血しない場合は，スプレー式の電気凝固やバイポーラ電気凝固，超音波凝固装置（シーリングモード），アルゴンレーザーなどのエネルギーデバイスを用いる．止血困難であれば，組織接着シートを併用する．それでも出血がコントロールできない場合には脾摘出術も考慮するが，腹腔鏡手術では腹腔鏡による拡大視効果と開腹手術ほどの牽引力がかかりにくいため，脾損傷により脾臓摘出が必要になることはまれである[3]．

## Knack & Pitfalls

> 授動に先立ち，脾下極部の被膜に付着している大網の癒着を切離する．
> 腹腔鏡の良好な視認性・拡大視野を活かし，被膜損傷の正確な部位とその広さ，深さを評価する．
> 被膜損傷による出血では，まず圧迫止血，次にエネルギーデバイス，さらに組織接着シートを用いる．

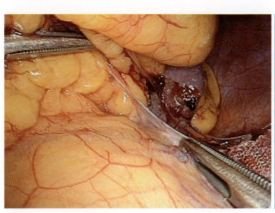

**図1** 脾臓被膜損傷
手術操作の際に，脾下極部に癒着している大網が剥がれて，被膜損傷を生じうる．

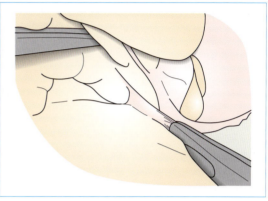

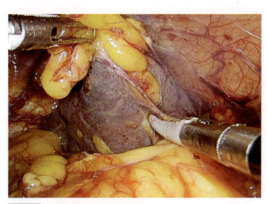

**図2** 大網の癒着を切離
脾彎曲部の授動に先立ち，脾下極部の被膜に付着している大網の癒着をあらかじめ切離する．

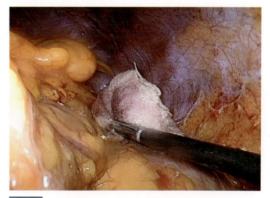

**図3** 出血部位をガーゼを用いて圧迫
通常はこれだけで止血可能な場合が多い．

[文献]

1) Masoomi H, et al：Predictive factors of splenic injury in colorectal surgery：data from the Nationwide Inpatient Sample, 2006-2008. Arch Surg 147：324-329, 2012
2) Holubar SD, et al：Splenic salvage after intraoperative splenic injury during colectomy. Arch Surg 144：1040-1045, 2009
3) Malek MM, et al：Comparison of iatrogenic splenectomy during open and laparoscopic colon resection. Surg Laparosc Endosc Percutan Tech 17：385-387, 2007

# Ⅳ．S状結腸癌に対するD3郭清
―腸間膜癒着型，ないしは右S状結腸型を想定―

# Ⅳ．S状結腸癌に対するD3郭清

# 1．手術操作手順

坂井義治

京都大学消化管外科

## 1．この術式を選択する理由

右側S状結腸例では，いわゆる"外側癒着ライン"が欠如あるいは不明瞭で，lateral approachは困難なことが多い．S状結腸と小腸間膜の広範な癒着の剝離は必須であり，それを先行することにより，ランドマークとなる主血管の同定が可能となる．

## 2．ポート位置（図1）

臍部に小切開下にてカメラポートを挿入．標本の回収および吻合のためのアンビル装着は臍部創を利用する．

## 3．手術操作手順

①S状結腸間膜と小腸間膜の癒着状況を確認（図2）

右下腹部にS状結腸を認める（a, a′）．S状結腸脂肪垂を把持挙上すると小腸間膜とS状結腸間膜の広範な癒着（b, b′）を，さらに左側でも下行結腸間膜と小腸間膜の癒着を認める（c, c′）．

②癒着剝離（図3）

通常の症例では容易にTreitz靱帯あるいはIMVを確認してIMAの根部を推測できるが，右側S状結腸症例では腸間膜の広範な癒着のため，これらのランドマークが確認困難で，癒着剝離を先行せざるを得ない．剝離線（切離線）の想定が困難な場合，腸管あるいは間膜の癒着している裏面から観察すると剝離線が見えることがある（"搦め手から攻める"）．

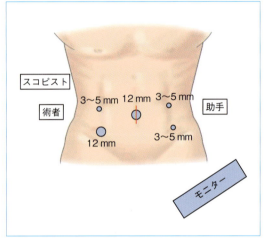

図1　右ポート位置

③Treitz靱帯／IMVの視認（図4）

a′内の赤色実線をIMV/LCAの稜線と考え，Treitz靱帯を確認すべく，間膜癒着部を矢印破線のように頭側・外側に剝離すると左性腺血管が露出した（Treitz靱帯は確認できなかった）．IMV/LCAはb′図内で示すように挙上された間膜内を走行（赤色実線）していると推定していたが，後に赤色破線に沿って走行していることが明らかとなる．

④肛門側腸管切離線のマーキング

後の直腸剝離に過不足が生じないよう，腫瘍下端より約10cmの所を肛門側腸管切離予定線とするマーキングを行う．

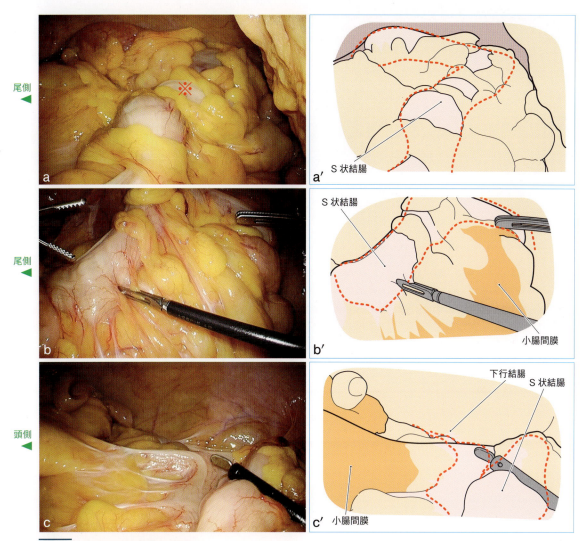

**図2** 右側S状結腸の視認

S状結腸間膜と小腸間膜の癒着状況を把握する．
a：右下腹部にS状結腸を認める．
b：aの※部を把持挙上すると，S状結腸間膜と小腸間膜の広範な癒着が確認できた．
c：S状結腸を頭側に辿ると，左上腹部へ続く下行結腸にも小腸が広範に癒着している．

⑤直腸間膜右側腹膜切開（図5）

　直腸を骨盤内から引き抜くように把持挙上し，S状結腸間膜と小腸間膜の頭側からの癒着剥離線を延長するように直腸間膜右側腹膜を切開する（a）．

　腹膜切離縁を把持挙上すると腹膜下の結合線維叢が明瞭となり（b），これを切離することにより直腸側にいわゆる直腸固有筋膜が形成される．

⑥medial approachによる間膜剥離（図6）

　右側S状結腸ではIMA茎が短く，通常の症例のように血管茎を把持することが困難なため，a

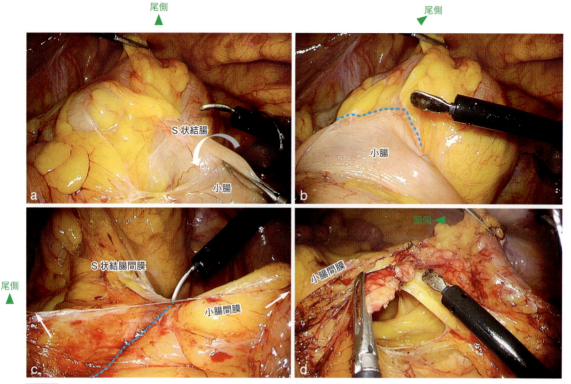

**図3** 癒着剝離
a：剝離予定線が不明瞭な時は，腸管あるいは間膜を反転して癒着部を反対側から観察する．
b：破線で示す切離線が確認できた．
c：十分なcounter traction（矢印：牽引の方向を示す）により剝離予定線が明瞭になる．
d：癒着部を挙上し裏側を観察すると切離線が同定できる．

のようにS状結腸間膜切離縁を把持挙上する．これにより直腸背側の結合線維叢が視認可能（c,d）となり，この線維叢を切離しつつ剝離を頭側内側へと進める．なおbの破線はIMV/LCAの走行線と推測した．先行する癒着剝離の際に視認された性腺血管とIMV/LCAの位置関係をe′に示す．

### ⑦IMA根部の同定と切離（図7）

頭側への剝離が進むに伴い，IMA茎が挙上されるような助手の把持が重要である（a）．破線に沿って結合線維を切離するとIMA根部の右側面から背側が露出・視認できる（b）．double clippingして切離する（c）．

### ⑧左腰内臓神経からのS状結腸枝，IMV，LCAの切離（図8）

a′の黄色で示す左腰内臓神経からのS状結腸枝を切離後に，IMV（b）およびLCA（c）を同定し切断する．IMVに併走する動脈を確認できない場合はあえて探すことはしない．かえって辺縁動脈を損傷する危険がある．体外操作でその存在の有無を確認すればよい．

### ⑨LCAからの分枝を温存（図9）

IMA切断後の内側から外側への剝離で，先に確認していた性腺血管を再確認（a），さらにIMAからの分枝と思われる血管に遭遇し温存した（b, c）．

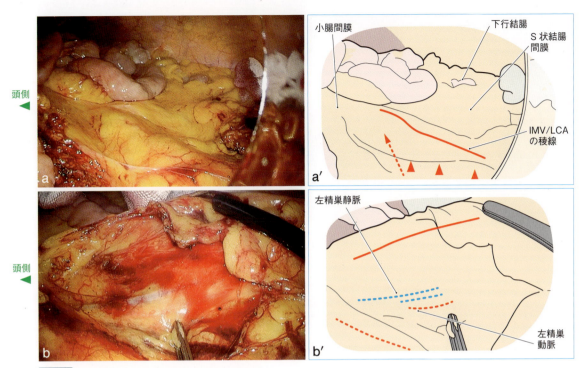

**図4** IMV/LCAの稜線か（a′内の赤線）

a, a′：実線はIMV/LCAの稜線と考え，矢頭で示した小腸間膜と結腸間膜の癒着部を破線の方向に剝離．
b, b′：左精巣動静脈を視認できた．IMV/LCAは実線部でなく左下の破線部を走行していることが後に判明した．

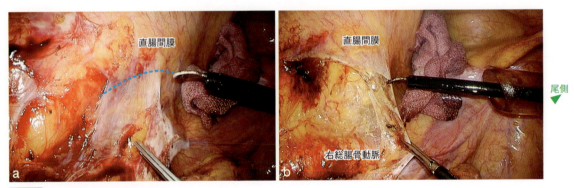

**図5** 直腸間膜右側腹膜切開

a：S状結腸間膜と小腸間膜の癒着部を破線に沿って切離する．
b：腹膜切離縁を把持挙上すると，次に切離すべき線維性結合組織が明瞭になる．

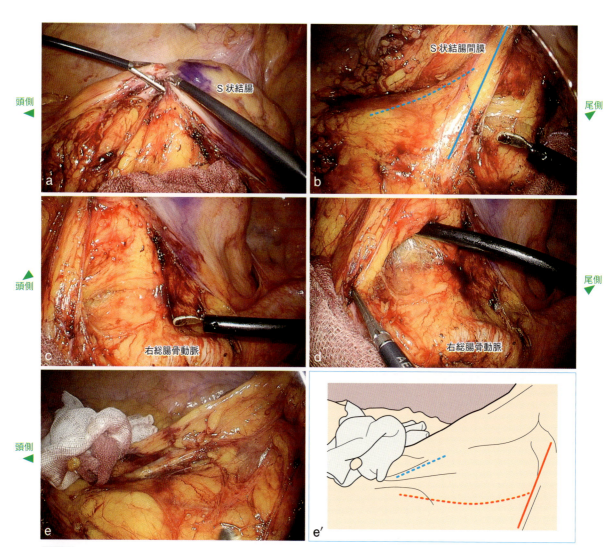

**図6** medial approachによる間膜剥離

a：IMA茎が短いので，S状結腸間膜切離縁を把持挙上する．
b：IMA茎とIMV/LCAの稜線が確認できる．
c，d：直腸をしっかり把持挙上することで，直腸間膜背側に線維性結合組織を確認し，これを切離することにより剥離が進行する．
e，e'：青色破線は左精巣血管，赤色破線はIMV/LCAの稜線，赤色実線はIMA茎を示す．

おそらくLCAから分岐したものと思われる．

⑩S状結腸間膜背側から直腸背側への剥離（図10）

十分なcounter-tractionのもとに脂肪境界にある結合線維叢を確認し切離を進める．

本症例では後腹膜の外側より左精索静脈へ流入する静脈を認めた．

⑪外側腹膜切離

lateral approachにて外側腹膜を切開し内側か

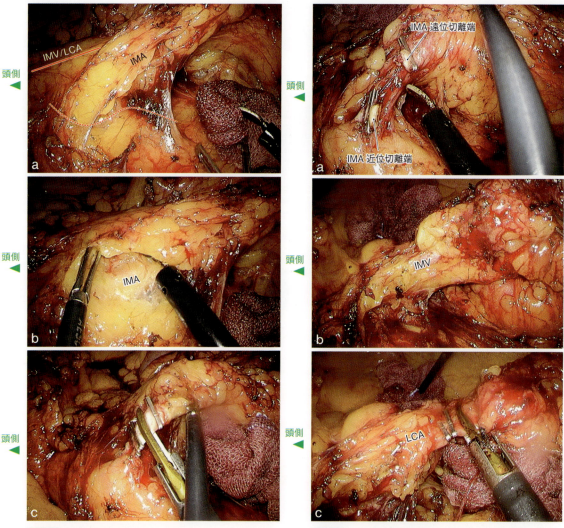

図7 IMA根部の同定と切離
a：破線は切離予定線を，実線はIMV/LCAの稜線を示す．
b：IMA周囲神経叢外の脂肪組織を剝離．
c：IMA周囲神経叢を切離し，IMA外膜を露出した後，クリッピングする．

図8 S状結腸神経枝，IMV，LCAの切離
a：IMAを切離後に左腰内臓神経からのS状結腸枝を切離．
b：IMVを確認．
c：LCAをクリッピング切離する．

らの剝離層と連絡する．

⑫直腸間膜処理と直腸切離（図11）
　間膜腹膜を切開後（a，b）は，超音波凝固切開機器を用いて上直腸動脈（c），同静脈，辺縁動静脈を切離（d）し直腸壁を露出（e）した後，linear staplerにて直腸を切離する（f）．

⑬体外操作にて，辺縁動静脈の走行を確認し口側腸管を切離し，anvilを装着する．

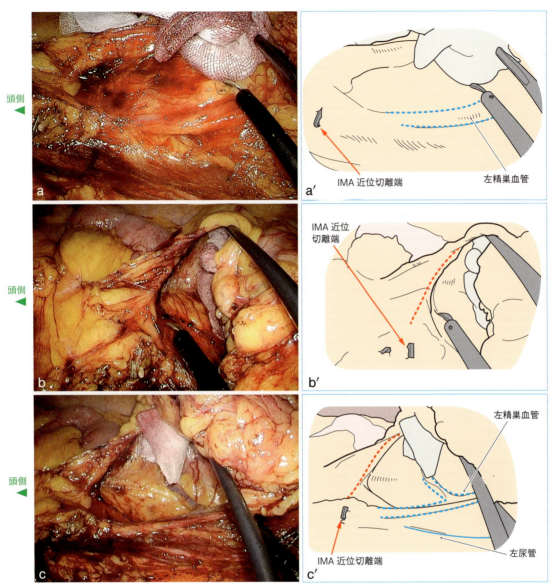

**図9** LCAからの分枝を温存

a：IMVおよびLCAを切離後，内側から外側への剝離で，先に露出していた左精巣血管を再確認．
b：さらに外側へと剝離を進めると，b'の破線に示す血管に遭遇．LCAから分岐した可能性が高い．
c：内側からの剝離終了時の光景．赤色破線はb'で示した血管に一致．

⑭再び体内操作に戻りdouble stapling techniqueにて吻合を行う．

[文献]

1) 岡田一郎ほか：腹腔鏡下大腸切除におけるpersistent descending mesocolon 13例の検討．日内視外会誌 18：459-464，2013

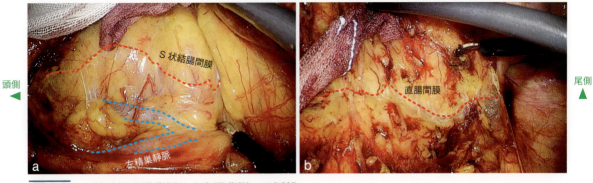

**図10** S状結腸間膜背側から直腸背側への剥離

a：十分なcounter tractionをかけると，S状結腸間膜といわゆる後腹膜の境界（赤色破線）が確認できる．
b：直腸背側を圧排・挙上することで，剥離すべき線維性結合組織が明瞭となる（赤色破線は切離線）．

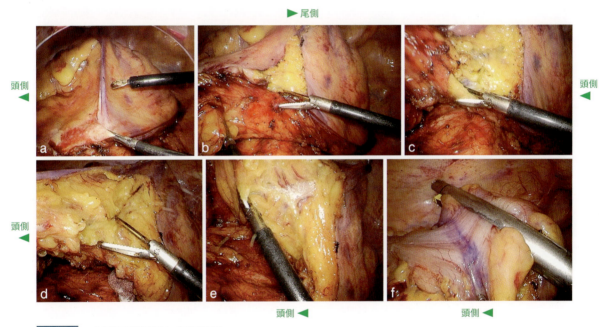

**図11** 直腸間膜処理と直腸切離

a：間膜切離予定線に印をつける．
b：間膜の腹膜は浅く切開する．
c：超音波切開凝固にて少しずつ脂肪を切開し，上直腸動脈/静脈を同定して切離する．通常，クリッピングは不要である．
d：辺縁血管を切離する．
e：結腸壁に達する．
f：linear stapler にて結腸を切離する．

## IV. S状結腸癌に対するD3郭清
### 2. 腸管・腸間膜の剥離・授動におけるコツ・工夫

# ① 適切な剥離層を見つけるコツ

筒井敦子・渡邊昌彦

北里大学外科

## 1. 右側S状結腸の症例では

　下行結腸～S状結腸が外側に固定されていない症例のことを右側S状結腸と称する．下行結腸の固定がないとS状結腸が小腸間膜，右側骨盤壁と癒着しているものが多く，さらにS状結腸が長いと，右結腸や右腹壁への癒着を認めることもある（図1）．このような症例では，通常のmedial approachを開始する前に，複雑な癒着を十分に剥離し，本来の結腸間膜の状態（胎生期の状態）に戻すことが必須である．

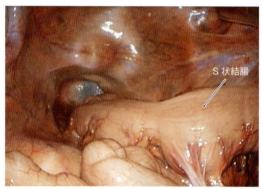

**図1** 右側S状結腸
S状結腸が外側に固定されておらず，右側より骨盤内へ向かう．

## 2. 癒着の範囲，程度の確認

　ポート留置後に右半側臥位頭低位にし，横行結腸，小腸を頭側に排除し，病変の部位，癒着の程度，S状結腸の走行を確認する（図2a, b）．癒着剥離を行わずに内側からの通常の剥離を開始すると，間違った層へ迷入し，神経や血管などを損傷する可能性がある．まずは注意深く癒着剥離を行い，S状結腸を十分に剥離授動し，本来の腸間膜の状態に戻すことが重要である．左側結腸の剥離は，術者が通常患者の右側に立つが，S状結腸の癒着が右側結腸や，右側壁に及ぶ際は，左側に立ち癒着を剥離する．

**Point** 右側S状結腸の症例では，必ず癒着剥離を十分に行い，通常の結腸間膜の状態へ戻すことが大切である．

## 3. 癒着剥離の手技

　術者と助手が癒着部の両側を把持して，腹側へ挙上し，十分なcounter tractionをかけて，癒着部を明らかにする（図3）．癒着部がわかりづらい場合は，むやみに剥離せず，白色調のラインを1枚切開し，癒着の具合を見極め注意深く剥離を進める．剥離する部位の背側に腸管などの臓器が複雑に癒着している可能性があるため，さまざまな角度から同部を観察して切開線や剥離層を決定する．わかりづらい癒着も違う角度から，特に背側から観察すると，剥離するラインが明瞭となることがある（図4a, b）．また近接のみでなく，時々over viewで全体像を確認しながら，適切な層で剥離を確認しつつ進めていくことが肝要である（図4c, d）．

**Point** 安全な癒着剥離には術者と助手の十分なcounter tractionと，癒着部や腸管の走行を，

# Knack & Pitfalls

》》右側S状結腸では，S状結腸の右側への癒着剥離を先行することが重要である．
》》十分なcounter tractionをかけ，癒着をさまざまな方向から観察して，適切な剥離層を同定する．
》》medial approachは剥離が容易な部位より開始し，神経や血管などの損傷を回避する．

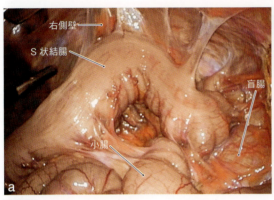
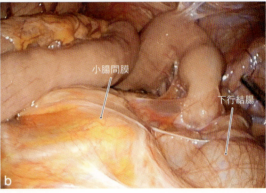

**図2** 癒着の状態の確認
a：S状結腸が小腸，右側壁や盲腸へ癒着している．
b：下行結腸も広範に小腸間膜に癒着しており，Treitz靱帯が確認できない．

さまざまな角度から観察することが肝要である．

## 4. medial approach

S状結腸や小腸の右側への癒着を十分に剥離し，本来の結腸間膜の形に戻して，通常のmedial approachを開始する（図5）．右側S状結腸ではIMA茎が短いものが多いとの報告がある[1]．そのため，腹側への間膜の展開が困難な場合が多い（図6a）．また血管茎の挙上が困難な場合は，S状結腸間膜切離縁を丁寧に把持するとよい．ランドマークの上下腹神経叢を同定してそれを背側へ落とし，左外側への剥離を進める（図6b）．右側S状結腸では，癒合筋膜（Toldt's fusion fascia）が存在しないため，尿管，性腺血管は，後腹膜の背側に透見されるが，必ずしも同定は容易ではない．したがって内側からの剥離で，背側方向へ深く剥離しない限りは，尿管，性腺血管を損傷する危険性は低い（図6c）．外側剥離はToldt's fusion fasciaが存在しないため，内側からの剥離層との連続がすぐに確認でき，容易にS

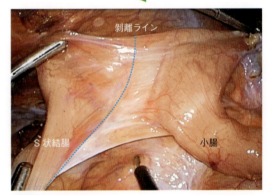

**図3** 癒着剥離
十分なcounter tractionをかけ，癒着部を明らかにする．

状結腸の授動が終了できる（図7）．

**Point** IMA茎が短く，助手の腹側への挙上が困難な症例もある．尿管，性腺血管は後腹膜の背側に透見される．

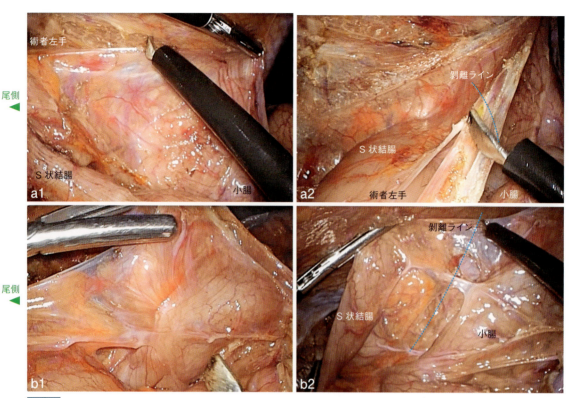

**図4** 剥離層がわかりづらい場合

a：counter tractionをかけても，剥離部がわかりづらい場合は，むやみに剥離を行わない．腸管などを損傷する可能性がある(a1)．術者左手の牽引の方向をかえて，さまざまな角度から観察すると，剥離層が明瞭になることがある(a2)．

b：近接のみで剥離を進めていると剥離層が同定困難となったり，間違った層で剥離を進めてしまう可能性がある(b1)．時々over viewで全体像を確認し，適切な層で剥離を進める(b2)．

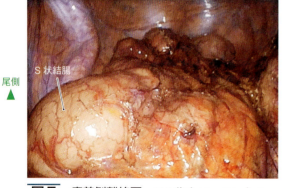

**図5** 癒着剥離終了，medial approachへ

左側結腸の癒着を十分に剥離し，本来の結腸間膜の形態に戻して，はじめて通常のmedial approachを開始する．

## 5. 直腸固有筋膜背側の剥離

medial approachでIMAの牽引がしにくく剥離が困難な場合は，直腸固有筋膜背側の剥離から開始する．S状結腸と小腸間膜の癒着剥離を十分に行った後に，直腸を頭側腹側に牽引挙上し，直腸右側の腹膜を剥離する．直腸背側の疎な結合織を剥離し，腹側に直腸固有筋膜を確認する（図8）．この際，下腹神経の背側で剥離しないように注意する．直腸固有筋膜と下腹神経を確認して，その層で頭側へ剥離を進め，上下腹神経叢の前面に剥離を進め，血管処理に向かう．

①適切な剥離層を見つけるコツ

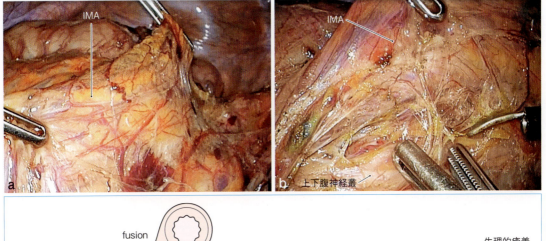

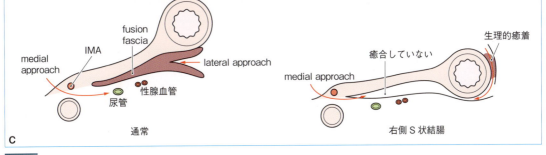

**図6** medial approach
a：右側S状結腸ではIMA茎が短いものが多く，結腸間膜の展開が困難な場合が多い．
b：ランドマークの上下腹神経叢を同定して背側へ落とし，左外側への剝離を進める．
c：右側S状結腸では癒合筋膜（Toldt's fusion fascia）が存在しないため，内側からの剝離で，背側へ深く剝離しない限りは，尿管，性腺血管の損傷の危険性は低い．

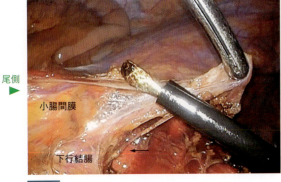

**図7** lateral approach
Toldt's fusion fasciaが存在しないため，生理的癒着を剝離するだけで，内側からの剝離層と連続できる（矢印）．

**Point** IMAの茎が短く腹側挙上が困難な症例では，直腸固有筋膜背側の剝離から，上下腹神経叢前面の層で頭側へ剝離を進める．

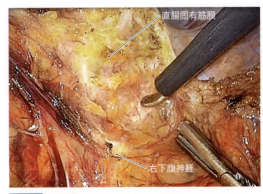

**図8** 直腸固有筋膜背側の剝離
下腹神経の背側を剝離しないように直腸背側の疎な結合織を剝離する．腹側には直腸固有筋膜を必ず確認する．

[文献]

1) 岡田一郎ほか：腹腔鏡下大腸切除におけるいわゆるpersistent descending mesocolon 13例の検討．日内視鏡外会誌 18：459-464，2013

## IV. S状結腸癌に対するD3郭清
### 2. 腸管・腸間膜の剥離・授動におけるコツ・工夫

# ② 血管処理範囲を決めるコツ

山口茂樹

埼玉医科大学国際医療センター消化器外科

## 1. 腸管形態の確認と癒着剥離

　下行結腸が内側を走行し小腸間膜と癒着した先天性固定異常はpersistent descending mesocolon（PDM）と呼ばれる疾患に相当する[1]．その癒着形態はごく軽度のものから高度のものまでさまざまである．癒着の形態により下行結腸とS状結腸に癒着を認めるlong-S型とほぼストレートにS状結腸に移行するshort-S型に分けられ，狭義のPDMは後者である[2]（図1，2）．また癒着部分より末梢側のS状結腸の長さは症例により異なる．PDMでは結腸や間膜の癒着により短縮した結腸間膜内に血管系が存在していてしばしばその把握は困難である．さらに血管分岐形態や走行には通常とは異なる特徴があり，安全に腸管吻合を行うためには分岐形態を十分把握し，腸管切除部位によって処理する血管を考慮する必要がある．

　いずれにしても，まずは小腸間膜および右側骨盤壁からS状結腸と結腸間膜の癒着を剥離する．癒着が高度のときは郭清すべきIMAの周囲組織に入り込んで郭清が不十分になる可能性があるので，無理をせずにPDMの癒着に影響されない骨盤内の直腸右側から直腸固有筋膜を露出し，これに沿って剥離を頭側に延長してIMAの背側を授動するとよい．long-S型では，続いてS状結腸と結腸間膜および下行結腸との癒着も授動してS状結腸を遊離した状態にする．

**Point** 血管系は内側に癒着したS状結腸に被われるため，癒着剥離から丹念に行う．

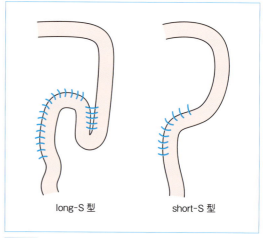

**図1** persistnt descending mesocolonの分類

S状結腸と下行結腸に癒着を伴うものと伴わないものがある．

## 2. 血管切離部位の決定

　通常は癌の占居部位から近位側および遠位側10cmを切除し，IMAを根部で切離しても近位腸管断端はMCAから，遠位腸管断端はSRAから末梢側のS状結腸動脈（SA）への経路を温存することによって逆流により血流が保持される（図3）．

　一方，PDMでは下行結腸間膜はやや短縮していることが多いが，S状結腸は比較的長い症例をしばしば経験する．したがって癌の占居部位によって血管切離部位を考慮する必要が出てくる．

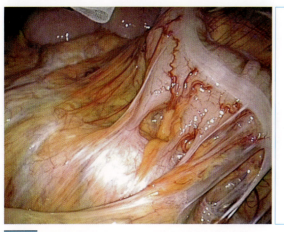
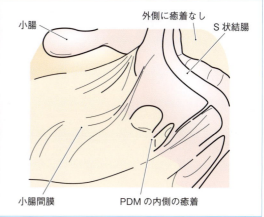

**図2** persistnt descending mesocolon
S状結腸と下行結腸に癒着を伴わないshort-S型.

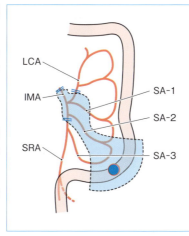
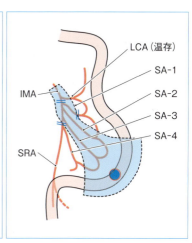

**図3（左）** 通常のS状結腸切除と郭清範囲
通常型のS状結腸切除ではIMAを切離することで特に問題はない.
SA：S状結腸動脈

**図4（右）** PDMのS状結腸切除と郭清範囲（1）―中間位の場合
PDMの中間位のS状結腸切除ではLCAを温存すべきである.

①S状結腸中間位の癌の場合

　S状結腸が長い場合はIMAを切離すると近位結腸の血流が不十分になる可能性がある．また下行結腸間膜の短縮によりLCAの辺縁動脈分岐がIMAに接近していて損傷しやすい．これらの点からLCAは温存すべきと思われる（図4）．D3郭清ではIMA根部から郭清を開始してLCAやSAの分岐形態を確認し（図5），LCAの末梢で切離（図6，7），さらにIMVを切離して根部郭清を完了する．

　S状結腸が長ければ体外で機能的端々吻合が可能な場合も多い．その際は末梢側腸管の十分な血流を維持するためにSRAから尾側のSAを温存することが重要である．一方，DST吻合の場合は末梢のSAにこだわらず，岬角近傍で間膜処理を行えば直腸の血流に問題はない．

②S状結腸近位の癌の場合

　比較的長いS状結腸で，S状結腸近位の癌ではLCAとSA第1枝および2枝を分岐部で切離してIMAからSRAを温存し，S状結腸末梢側の血流を保持するのが安全である．これは通常下行結腸癌に行うような血管処理になる．この場合は体外で機能的端々吻合を行う．下行結腸の可動性が不

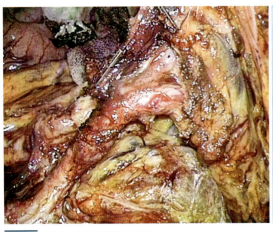

**図5** IMA分岐形態の確認

IMAからLCA，SA-1が分岐している．IMVは腹側を走行していたため，はじめに切離されている．

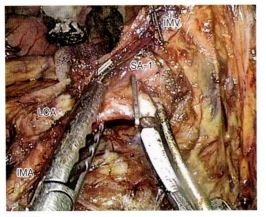

**図6** IMA分枝の切離

IMAからLCAの分枝を確認後，その末梢側を切離する．この症例ではSA-1も確認できる．

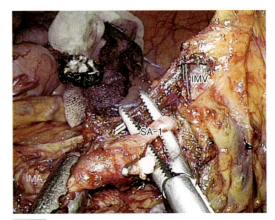

**図7** 第1S状結腸動脈の切離

SA-1を分岐部で切離する．

十分であれば脾彎曲の授動を追加しておく（図8）．

S状結腸が短くDST吻合になる場合や，下行結腸に十分な長さがありS状結腸遠位側を余分に切除してDSTが可能な場合にはIMAは根部で切離して問題ない．DST吻合では岬角付近で吻合を行うことにより直腸の血流に問題はない．

③S状結腸遠位の癌の場合

直腸またはその近傍での遠位側腸管切離となるため比較的長い近位側S状結腸が残存することになる．前述のように確実な血流温存と辺縁動脈の副損傷回避のためにLCAを温存するのが安全である（図9）．IMA根部を切離した場合は，十分に左側の結腸間膜を展開しLCAがかなり短いことも想定して確実に辺縁動脈を温存する．

**Point** 切除部位と吻合方法によって動脈の切離部位を考慮し血流障害を起こさないようにする．

## 3. IMV

IMVに関してはいずれの場合も本幹で切離して問題ない（図10）．IMAからSRAを温存した場合でもIMVを切離して静脈うっ滞などはまず

# Knack & Pitfalls

》 血管分岐を確認するためにはじめに十分に癒着剥離を行う．
》 LCAが短くすぐに辺縁動脈に分岐することがあるので損傷しないようにする．
》 遠位S状結腸を残して機能的端々吻合を行う場合はSRAからS状結腸動脈に至る経路を温存する．

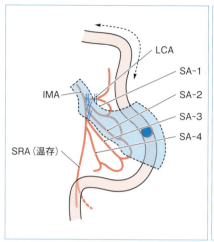
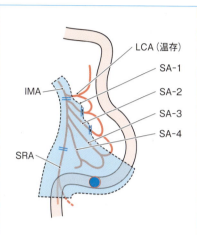

図8（左） PDMのS状結腸切除と郭清範囲（2）—近位の場合

遠位のS状結腸が残存する場合は，IMAからSRA，および支配S状結腸動脈を温存する．必要に応じて脾彎曲の授動を追加する．

図9（右） PDMのS状結腸切除と郭清範囲（3）—遠位の場合

近位の長いS状結腸が残存するので，LCAを温存する．

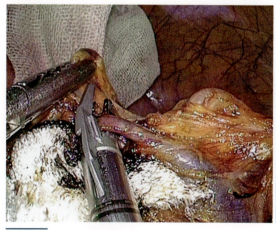
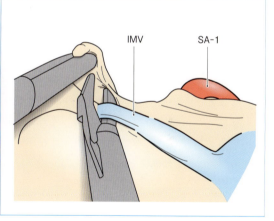

図10 IMVの切離

IMVは本幹で切離して問題ない．剥離の際の小出血には止血シートで対応した．

みられない．側副血行により通常問題なくドレナージされる．

**Point** S状結腸切除においてIMVは切離して問題ない．

［文献］
1) Morgenstern L：Persistent descending mesocolon. Surg Gynecol Obstet 110：197-202, 1960
2) 岡田一郎ほか：腹腔鏡下大腸切除におけるいわゆるpersistent descending mesocolon 13例の検討．日鏡外会誌 18：459-464, 2013

## Ⅳ. S状結腸癌に対するD3郭清
### 2. 腸管・腸間膜の剥離・授動におけるコツ・工夫

# ③ 腸管血流の確認のコツ

河田健二

京都大学消化管外科

## 1. 腸管血流の評価法

　腸管吻合後の縫合不全は外科医にとり最も厄介な術後合併症であり，その発生には様々な因子が関係することが文献的にも報告されているが，なかでも腸管血流は最も重要な因子の一つと考えられている．腸管の血流状態を知る方法としては，腸管の色調や蠕動運動の確認，辺縁血管拍動の視認・触知，辺縁血管断端からの動脈性出血の確認などが一般的であるが，これらはいずれも外科医の主観的判断に基づくものであり，肥満症例で厚い腸間膜脂肪のために辺縁動脈が容易には同定できない症例などでは経験豊富な外科医であってもしばしばその判断を間違いうるものである[1]．客観的な血流評価法としては超音波ドップラー法，組織酸素濃度測定法などが従来より行われてきたが，客観性や再現性の点で問題があり未だに定まったものはない．近年ではICG蛍光法を用いた血流評価法がその簡便さ，正確さの観点から注目を集めている．

## 2. ICG蛍光法を用いた血流評価

　ICG蛍光法とは体内に投与されたICGが速やかに血漿蛋白と結合し，760nmの赤外光で励起すると830nmの蛍光を発することを利用した診断法である．この波長を近赤外線領域に感度を有するCCDカメラで観察することで肉眼的に血流のある組織の同定が可能になる．この特性を用いて，血管バイパス術におけるグラフト評価，センチネルリンパ節同定などいくつかの外科領域では

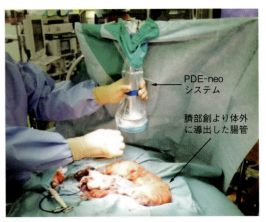

**図1** 腹腔鏡下大腸手術の際のICG蛍光法を用いた腸管血流評価

臍創部より体外に導出した腸管に対し近赤外線カメラシステム（PDE-neoシステム）を使用して腸管血流評価を行う．

次々に臨床応用されている．大腸癌領域においては，米国の多施設前向き研究としてPILLAR-Ⅱ試験の結果が最近報告された[2]が，腹腔鏡下左側結腸切除・直腸前方切除術においてICG蛍光ナビゲーションによる腸管血流評価により8％の症例で腸管切離部位の変更が必要となり，縫合不全は1.4％であった．近年本邦でも導入が進んでいるロボット手術（da Vinci Surgical System）に腸管血流をICGにより可視化できるFireflyイメージングシステムが搭載されたことは注目に値する．実際，ロボット直腸癌手術の際に本システムを用いて腸管血流評価をすることで，検討症例数は少ないとはいえ（n=38例），縫合不全を18％から6％

# Knack & Pitfalls

》》 ICG蛍光法は腸管血流をリアルタイムに観察できる．
》》 ICG蛍光法は腸管切離部位の決定に有用で縫合不全減少に繋がりうる．
》》 ICG静注後は通常は1分ほどで腸管壁が蛍光されてくる．

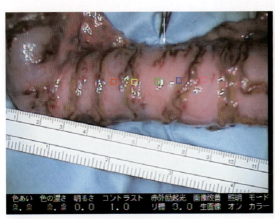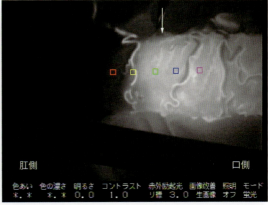

**図2** ICG蛍光法の実際

直視下観察（左）とICG蛍光下観察（右）．矢印は辺縁動脈処理部を示す（緑印に相当）．辺縁動脈処理部より2cm肛側（赤印），1cm肛側（黄印），1cm口側（青印），2cm口側（紅印）．
この症例ではICG蛍光観察で辺縁動脈処理部より1cm肛側（黄印）まで腸管血流が認められる．

へと減少させることができたと最近報告された[3]．

**Point** ICG蛍光法はバイパス術，センチネルリンパ節同定，腸管血流評価などの分野で臨床応用が進んでいる．

## 3. 当科におけるICG蛍光法を用いた血流評価の実際

「ICG蛍光法を用いた術中腸管血流評価の有用性についての研究」として倫理委員会の承認を受けたうえで，2013年9月より当科では大腸癌手術症例，とくにDST再建を行う症例についてICG蛍光法を用いた血流評価を行っている．その実際は以下の通りである．血管処理，肛側腸管切離が終わってのち，臍部ポートを4～5cmに延長し腸管を体外に導出，腫瘍より10cmほど口側の切離予定線で辺縁動脈を処理してのち，近赤外線カメラシステムPhotodynamic Eye (PDE-neoシステム：浜松ホトニクス社製) を使用して腸管血流評価を行い至適血流部位を同定してから口側腸管の切離，さらにDST再建を行う（図1）．すでに50例の大腸癌手術症例において術中にICG蛍光法による腸管血流評価を行っている（図2）が，ICG蛍光観察において間膜切離線よりも血流境界が口側にある血流不良例が10例（20%）あり，その距離は7～65mm（中央値10mm）であり，いずれの症例も肉眼的には血流境界部は特定できなかった．今後はさらに検討症例数を増やすとともに，臨床的アウトカムとの関連についても検討していく予定である．

**Point** ICG蛍光法により肉眼的観察からでは検出しえなかった血流不良症例の同定が可能であった．

[文献]

1) Karliczek A, et al：Surgeons lack predictive accuracy for anastomotic leakage in gastrointestinal surgery. Int J Colorectal Dis 24：569-576, 2009
2) Jafari MD, et al：Perfusion assessment in laparoscopic left-sided/anterior resection (PILLAR II)：a multi-institutional study. J Am Coll Surg 220：82-92, 2015
3) Jafari MD, et al：The use of indocyanine green fluorescence to assess anastomotic perfusion during robotic assisted laparoscopic rectal surgery. Surg Endosc 27：3003-3008, 2013

# IV. S状結腸癌に対するD3郭清

## 3. 腸管・腸間膜の剥離・授動におけるピットフォール・偶発症の対応

# ① 辺縁動静脈の切離（腸管虚血）に気づいた際の対応

河田健二

京都大学消化管外科

## 1. 辺縁動静脈の走行

　IMA，LCA，IMVなどを血管処理してのちのS状結腸間膜の切離の際には，特に右S状結腸型の場合は腸間膜が短縮して辺縁動静脈が予想以上にIMA近くを走行していることがあり注意が必要である．やせた症例では血管走行が容易に確認できるが，肥満症例では厚い腸間膜脂肪のために辺縁動静脈がはっきりとは同定できず口側腸管温存のための腸間膜切除線が決めにくいことがしばしばある．腸間膜切離の際に辺縁動静脈を誤って切離してしまった場合や，直腸S状部付近の辺縁動脈レベルで血流の吻合がない症例（約5％ほどの頻度と報告[1]）の場合には，より口側の血流を認める部位で腸管切離を行い，かつ必要に応じて脾彎曲授動を追加して吻合部に緊張がかかることなくDST（double stapling technique）再建ができるように対応する必要がある．ここでは肛側腸管を切離した後で脾彎曲部授動を追加する場合の要点について解説する．

## 2. 左側結腸授動の追加（medial approach）

　まずはmedial approachで左側結腸授動を追加するが，肛側腸管を切離して腸管の固定がはずれているため，切離された腸管ごと口側に目繰り返すように展開し，助手は両手の腸鉗子で左側結腸の結腸間膜背面を衝立て状に展開する（図1a）．吻合に使用する腸管の腸間膜であるため，損傷を加えないように把持する場所・方向・力加減などには十分注意を払う．緊張がかかった状態では背側に白色の比較的しっかりした結合織（腎筋膜）が同定されるため，これを温存しながら左側結腸間膜との間を鈍的・鋭的に剥離していく（図1b）．ほとんどの場合，「腎筋膜の吊り上がり」が認められるため，電気メスの先端に引っ掛けて背側に落としながら結腸間膜背面より剥離していく．脾彎曲部授動の際にはmedial approachで結腸間膜の授動操作をできるだけ頭側に進めておくことが後の操作を容易にする．

**Point** まずはmedial approachで膵下縁レベルまで頭側に腎筋膜の剥離を進めておく．

## 3. lateral approach

　次にlateral approachでいわゆるwhite lineの切離を頭側に向けて行い下行結腸を十分に授動する．下行結腸間膜の背側に比較的強い結合組織膜があり，この膜は頭側では膵臓の背側に潜り込んで行くため注意が必要である．この結合組織膜を切らないと結腸（および結腸間膜）と膵臓との間の剥離はできないため，ある程度進んだ段階でこの結合組織膜の一部を脾彎曲に向けて破る必要がある（図2）．この膜を破ってのちは，助手との協調作業で結腸に沿った剥離を心がけ大網との間を外していく．

**Point** 結合組織膜を切って結腸寄りに剥離層をとることで膵損傷のリスクが回避できる．

## 4. 結腸および結腸間膜に沿った剥離

　次に大網と結腸脂肪垂との境界を見つけ結腸に

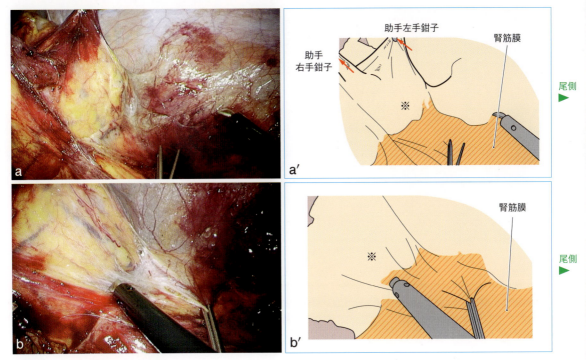

図1　左側結腸間膜の展開

a：助手は両手の腸鉗子で左側結腸間膜背面を衝立て状に展開する．適度な緊張がかかった状態では結腸間膜の背側に白色の比較的しっかりした結合織（腎筋膜）が同定される．画面左側が頭側に相当．

a'：腎筋膜を斜線領域としてオーバーラップ．左側結腸間膜（※）も表示．

b：「腎筋膜の吊り上がり」を電気メスの先端に引っ掛けて背側に落としながら結腸間膜背面（※）より剥離していく．

b'：腎筋膜を斜線領域としてオーバーラップ．

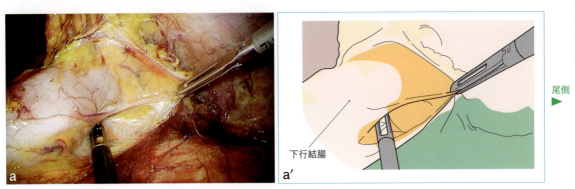

図2　下行結腸間膜背側にある結合組織膜の切離

a：下行結腸間膜の背側に比較的強い結合組織膜を切離して結腸寄りに剥離層をとって結腸（および腸間膜）と大網・膵臓との剥離を行う．

a'：結合組織膜の腹側（橙色領域）と背側（緑色領域）のオーバーラップ．剥離層の違いが明らかである．

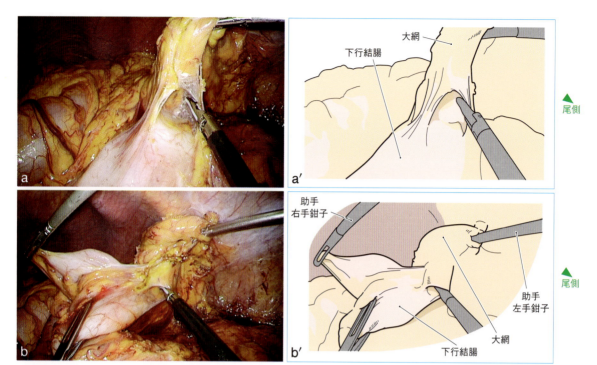

**図3** 大網と結腸との剥離
a：大網と結腸脂肪垂との境界から結腸に沿った剥離を進める．
b：助手は下行結腸を内側に牽引するように展開し，そのまま先のlateral approachで外してきた大網の剥離層に繋げて大網を下行結腸から外していく．

沿った剥離を可及的に進めてのち（図3a），助手は下行結腸を内側に牽引するように展開し，そのまま先のlateral approachで外してきた大網の剥離層に繋げて大網を下行結腸から外していく（図3b）．この剥離ラインに沿って大網を外していくと，おのずと網嚢腔に入ることになる（図4a）．網嚢を広げると膵臓の輪郭を確認しやすくなり，より安全である．結腸間膜から大網と膵臓を剥離していき，最後に膵下縁で膵被膜から結腸間膜前葉に移行する部分を切離して下行結腸側からの剥離層と連続させて脾彎曲授動を終える（図4b）．

**Point** 助手との協調作業で，脾彎曲部付近の結腸をできるだけ真っすぐ伸ばした場を展開する．

[文献]

1) van Tonder JJ, et al：Anatomical considerations on Sudeck's critical point and its relevance to colorectal surgery. Clin Anat 20：424-427, 2007

①辺縁動静脈の切離（腸管虚血）に気づいた際の対応

# Knack & Pitfalls

≫ medial approachおよびlateral approachの最中も膵臓の位置を常に確認しながら行う.
≫ 脾臓・膵臓への損傷回避のため脾彎曲部付近では結腸壁に沿った剝離を行う.
≫ 助手との協調作業で展開された場を如何に作るかがポイントである.

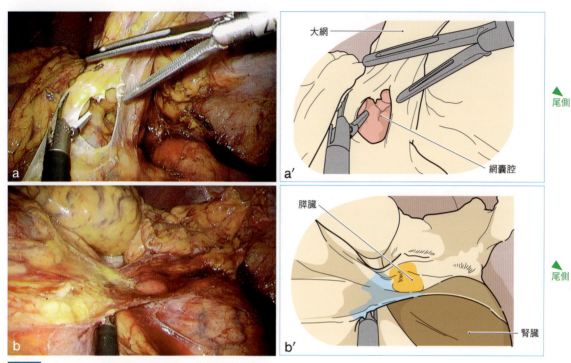

図4 結腸および結腸間膜に沿った剝離
a：前述の剝離層に沿って大網を外していくと，おのずと網嚢腔に入る．網嚢を広げると膵臓の輪郭を確認しやすくなる．
a′：網嚢腔をオーバーラップ．
b：結腸間膜に沿って剝離を進め，最後に膵下縁で膵被膜から結腸間膜前葉に移行する部分を切離して下行結腸側からの剝離層と連続させて脾彎曲授動を終える．膵臓が被膜越しに確認される．
b′：膵被膜から結腸間膜前葉に移行部（青色領域）と膵臓（橙色領域）のオーバーラップ．

## One Point Advice

# Bulky N2でIMA pedicleを把持できない時の対処

小林宏寿・杉原健一* [東京都立広尾病院外科・*光仁会第一病院]

◆ 術式の選択

　腹腔鏡下にS状結腸癌の手術を行う場合，medial approachで開始する施設が多い．その際，助手がIMAのpedicleならびに直腸間膜を把持し，術野を展開するところから手術操作が始まる．しかしながら，著明なリンパ節転移ならびに癌性リンパ管炎のために助手による通常の術野展開が困難な症例が存在する．

　そのような症例においては，まず腹腔鏡下手術を継続すべきか，開腹手術に移行すべきかを判断しなければならない．これは腫瘍側因子だけでなく，術者側因子，すなわち術者の経験や技量も含めて判断する必要がある．

◆ 腹腔鏡下アプローチ法の選択

　bulky N2でIMA pedicleが把持できないが，腹腔鏡下手術を継続する場合，通常のmedial approachが可能かどうかを判断する．すなわち，授動すべき腸管の右側腸間膜の腹膜が把持可能かどうかを見極める．bulky N2のためIMA pedicleが把持できない場合，癌性リンパ管炎も併存し，腹膜から通常の柔軟さがなくなり，硬化している場合が多い．また，腸間膜が著明に短縮している症例もある．そのような状況下で，腸間膜を損傷させることなく把持できるポイントがあるかを慎重に探る．そのようなポイントを見出すことができれば，前立ちに腸間膜を腹側に牽引してもらい，IMA pedicleより背側の腹膜に切開を入れ，切離腸管の授動を開始する．

◆ lateral approach

　IMA pedicleを把持できない場合，medial approachを断念せざるを得ないことが多い．その場合には，lateral approachを試みる．

　white lineを切開し，下腹神経前筋膜を温存する層で剥離する．ただし，病変が大きく自律神経に浸潤を認める場合には，より深い層での剥離が

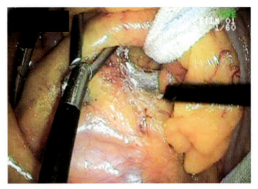

[図1] ガーゼによる腸管およびIMA pedicleの牽引

必要となる．剥離を進めると，通常容易に左尿管が同定できる．尿管の内側まで十分に剥離を進めることがポイントである．可能な範囲で剥離を進めたら，ラパロ用ガーゼを剥離の内側縁に挿入する．この際，腸間膜右側の腹膜を切開したらすぐにガーゼの先端を把持・牽引できるようにガーゼを挿入しておくことがコツである．腸間膜右側からガーゼが透見できると後の操作が容易である．また，ガーゼの反対側は腸管左側からはみ出すように留置すると，後の牽引の際に把持しやすい．

　腸間膜右側の腹膜を切開し，先ほど挿入したガーゼの先端を把持し，右側に引き出す．助手がこのガーゼを把持し，腸管の牽引に用いる（図1）．ここで助手による腸管の牽引が可能となれば，その後の手術操作はかなり容易となる．助手に腸管を腹側に牽引してもらい，中枢方向のリンパ節郭清を行う．IMA pedicleを把持できないようなbulky N2がある場合，IMAは根部で処理した方が安全かつ容易である．

　ここから先は，助手による腸管の牽引にガーゼを用いること以外，通常の手術とほぼ同様である．ただし，肛門側腸管切離ラインの設定には，癌を露出しないよう十分な配慮が必要である．

# V. 下部直腸癌に対する剝離授動
―Rbにかかる進行癌を想定―

## V. 下部直腸癌に対する剥離授動

# 1. 手術操作手順

竹政伊知朗

札幌医科大学消化器・総合,乳腺・内分泌外科

　腹腔鏡手術機器の進歩によって手術画像が高画質化され,骨盤内微細解剖の理解が飛躍的に向上したことにより,直腸癌に対する腹腔鏡手術は,低侵襲性と根治性に加え機能温存の面から急速に普及しつつある.大腸癌研究会プロジェクト研究の「Clinical Stage 0-I直腸がんに対する腹腔鏡手術の妥当性に関する第Ⅱ相試験」では,断端陽性率は0.4%,開腹移行率は1.6%と僅かで,縫合不全も8.3%と良好な成績[1]であったが,下部進行直腸癌に対する腹腔鏡下手術の短期・長期成績のエビデンスは依然として不十分である.「大腸癌治療ガイドライン医師用2014年」[2]では,腫瘍側要因に加え,肥満,開腹歴などの患者側要因,術者の経験,技量を考慮して実施されることが望ましいとされている.

## 1. 手術操作

### ①体位と固定方法

　全身麻酔下にブーツタイプのレッグホルダーを用いて両脚を軽く屈曲した開脚位とし,手術台に取り付けた側板と変形マットで体躯を十分固定する.両手は体躯に沿わせて固定する.圧迫による頸部～腕神経の損傷を未然に防止するため,頭低位としたときに両肩,頭頂部に体重がかからないようこの部位への固定は避ける.体位固定が完了したら体位変換のシミュレーションをしておく.

### ②術者,助手,手術器機の配置

　術者,カメラ助手,スクラブナースのポジションは患者右側で,第一助手,モニターは患者左側および脚間を基本とする.腹腔鏡手術ではコードを有する手術道具を複数用いることが多く,決まった器機配置,コード配線をルールとしてコード類を常に整理しておくことが,スムーズな手術進行に重要である.

### ③トロッカーの位置

　臍部正中を小切開して12mmポートをあらかじめ挿入したアクセスデバイスを装着する.10mmHgの圧設定で$CO_2$気腹後,リンパ節転移や腹膜播種の有無,肝表面など腹腔内を十分に観察し,図1のように他のポートを配置し手術を開始する.

### ④術野確保～小腸・大網の移動

　まず小腸を右頭側(肝臓腹側)に可及的に移動させ術野を確保する.回盲部近傍より逆行性に回腸間膜をたたみあげるように小腸を移動させ,Treitz靱帯を確認する.大網は横行結腸より頭側に移動させる.大動脈～右総腸骨動脈の走行を認識する.この後に,小腸や大網を排除する操作がないようしっかりと術野を確保する.

### ⑤medial approachによる直腸右側～S状結腸間膜剥離授動

　直腸を骨盤内より引き出してストレート化し,右傍直腸溝～腹膜翻転部を確認する.助手2本の鉗子で直腸にテンションをかけて切離面を作る.術者左鉗子でこの切離面から垂直に離れる方向にカウンタートラクションをかけて腹膜の切開を始

める(図2a, b).右下腹神経を確実に温存し(図2c),直腸固有筋膜をと下腹神経前筋膜の間を剝離する(図2d).剝離を頭側に進め,後腹膜下筋膜とS状結腸間膜の間を剝離し,左尿管,性腺動静脈を後腹膜に確認する(図2e).medial approachによる剝離授動を十分に進めておく.

### ⑥血管処理〜IMA根部切離

IMAが大動脈に対してなるべく垂直になるように助手鉗子で調整・牽引する.S状結腸〜下行結腸間膜,回腸間膜,後腹膜それぞれの脂肪属性を見極め(図3a, b),左右腰内臓神経を確実に温存してIMA根部を露出する(図3c).IMA根部より約5mm程度末梢側の血管鞘を切開し,IMA血管外膜を露出させ,ダブルクリッピングした後,IMAを切離する(図3d).IMA切離後,そのままの視野を保ち,左腰内臓神経本幹の走行を確認温存し,IMA左側血管鞘を切離する(図3e).

### ⑦血管処理〜IMV/LCAの切離

IMA左側血管鞘を切離した後,S状結腸間膜の背側授動を可及的に外側に進める.多くの症例でS状結腸間膜の背側からIMVの走行を確認することができる(図4a).左尿管,性腺動静脈を後腹膜に確認しながら,可及的に内側より後腹膜下筋膜との境界を外側〜頭側に剝離する(図4b).IMA切離断端近傍をクリップを避けて助手が把持し,結腸間膜を広く展開する.IMA根部と同じレベルで結腸間膜を処理して,IMV/LCAをクリッピングして切離する(図4c, d).

### ⑧外側腹膜切離(脾彎曲授動)

助手鉗子でS状結腸〜下行結腸を右側に牽引し,下行結腸外側腹膜を切離する(図5a).半透明のfusion fasciaを認識し(図5b),内外の剝離ラインを連続させる(図5c).S状結腸が短い症例では,このまま脾彎曲を授動する.

### ⑨直腸左側授動

助手左鉗子全体で骨盤左側壁を外側に圧排し,

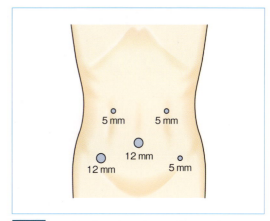

**図1** 5ポートのセッティング

術者左鉗子で直腸を頭側右側にしっかりとカウンタートラクションをかけて牽引し(図6a),まず腹膜を翻転部近くまで切離する(図6b).直腸固有筋膜をメルクマールに,左下腹神経を確実に温存して剝離授動を進める(図6c).

### ⑩腹膜翻転部より肛門側の直腸の剝離授動

腹膜翻転部の切開線近傍を助手鉗子で腹側頭側方向に牽引して,腹膜翻転部を切開する(図7a).腫瘍の深達度,部位,環周性を考慮して,Denonvillier筋膜の温存を判断する(図7b).右側からの剝離ラインと合わせながら,仙骨神経,骨盤神経叢を確認して温存し,直腸固有筋膜をメルクマールに,下腹神経前筋膜を温存する層で,剝離を肛門側に進める(図7c).中直腸動脈を切離し(図7d),肛門挙筋筋膜は温存して肛門挙筋を露出する(図7e).左右のバランスをとりながら全周性に直腸の剝離授動を進める(図8a).直腸後面では直腸後方靱帯を鋭的に切離し(図8b〜d),恥骨直腸筋を確認する.ISR(括約筋間直腸切除術)となる場合は,ここからさらに内外肛門括約筋の間を剝離授動する.

### ⑪直腸間膜の切離

術中内視鏡で腫瘍位置を確認し,必要十分な肛

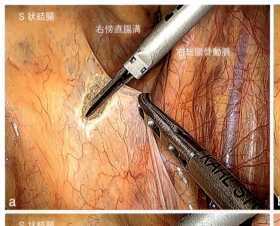
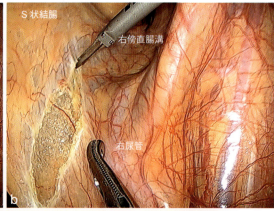
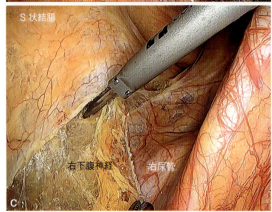
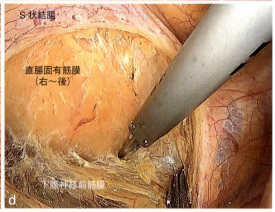
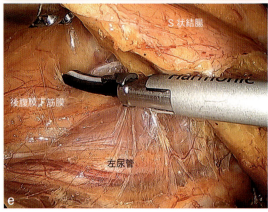

**図2** medial approach：直腸右側〜S状結腸間膜剥離授動

a：小腸を十分に術野から頭側に移動させ，直腸を頭側・腹壁に牽引してストレート化し，medial approachを開始する．

b：助手2本の鉗子で切離面を作り，術者左鉗子は切離面から垂直に離れる方向にカウンタートラクションをかける．

c：右下腹神経を確認温存し，神経の腹側で直腸固有筋膜をみつける．

d：直腸固有筋膜と下腹神経前筋膜の間を剥離する．

e：後腹膜下筋膜とS状結腸間膜の間を剥離し，左尿管，性腺動静脈を後腹膜に確認する．

門側断端距離を確保して直腸切離ラインを決定する．直腸間膜処理では，SRAの走行，肛門側断端の最終直動脈の走向に留意する（図9a, b）．

⑫直腸の切離

直腸切離ラインのすぐ頭側を着脱式腸把持鉗子で把持し，経肛門的に直腸内を十分に洗浄する．articulate可能なlinear staplerを直腸長軸に直交

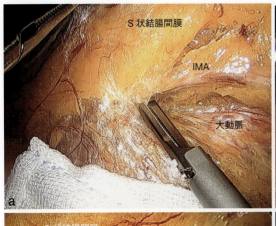
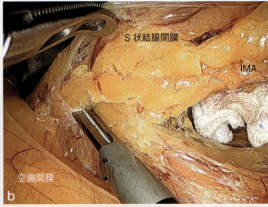
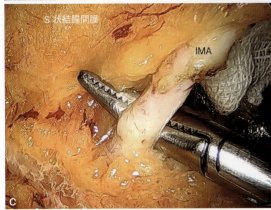
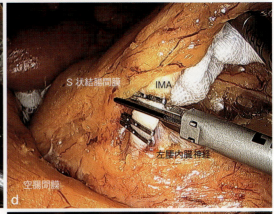
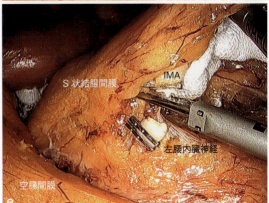

**図3** リンパ節郭清：血管処理〜IMA根部切離

a：IMAが大動脈に対してなるべく垂直になるように助手鉗子で調整し，S状結腸間膜，回腸間膜，後腹膜それぞれの脂肪属性を見極める．

b：脂肪と脂肪の境界を認識し，その脂肪境界の膜を切離する．

c：左右腰内臓神経を確認してIMA根部を露出する．この際，周囲の脂肪組織の剝離は最小限にとどめ，不必要に郭清領域の組織を挫滅しないように留意する．

d：IMA根部より約5mm程度末梢側の血管鞘を切開し，IMA血管外膜を露出させ，ダブルクリッピングした後IMAを切離する．

e：そのままの視野で，左腰内臓神経本幹の走行を確認温存し，IMA左側の血管鞘を切離する．

するように挿入し，60 mmカートリッジ1発，もしくは45 mmカートリッジ2発で無理なく直腸を切離する（図9c）．

⑬標本摘出

　いったんアクセスデバイスをはずし，臍部小切開創より口側腸管を体腔外に引き出し，体腔外操作で口側腸管を処理して標本を摘出する．口側断

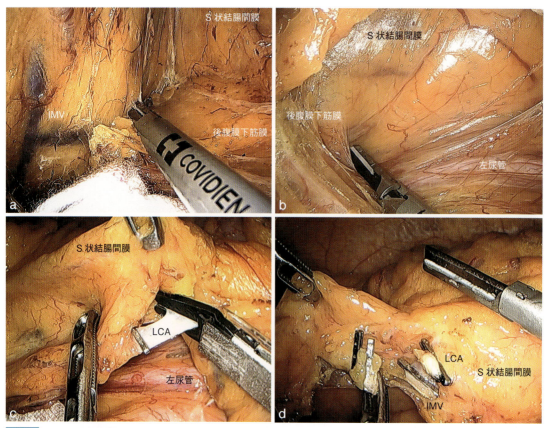

**図4** リンパ節郭清：血管処理〜IMV/LCAの切離

a：S状結腸間膜の背側授動を外側に進め，IMVの走行を確認する．
b：左尿管，性腺動静脈を後腹膜に確認しながら，可及的に内側より後腹膜下筋膜との境界を外側〜頭側に剝離する．
c：IMA切離断端近傍を助手が尾側に牽引し，結腸間膜を広く展開する．IMA根部と同じレベルで結腸間膜を処理して，LCAをクリッピングした後に切離する．
d：同様にIMVを切離する．

端よりanvilを装着して，腸管を腹腔内へ還納し，再度気腹させる．

⑭吻合

経肛門的に直腸にcircular staplerを愛護的に挿入し，腸管の捻れがないこと，出血がないことを確認しDST（double stapling technique）吻合する（図9d）．吻合器に切り取られた結腸，直腸両断端が全層全周であることを確認後，小骨盤腔に生理食塩水を貯留し，内視鏡下にairを肛門より注入しair leakがないことを確認する．

[文献]

1) Yamamoto S, et al.：Laparoscopic surgery for stage 0/I rectal carcinoma：short-term outcomes of a single-arm phase II trial. Ann Surg 258：283-288, 2013
2) 大腸癌研究会編：大腸癌治療ガイドライン，医師用2014年版，金原出版，東京，2014

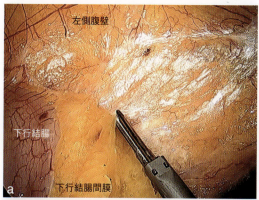
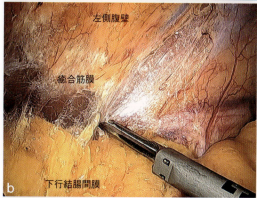
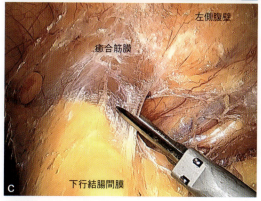
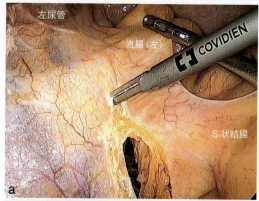
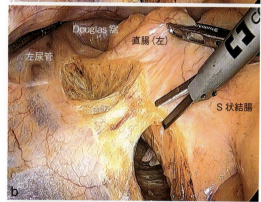
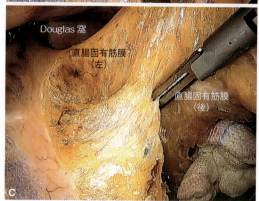

図5 外側腹膜切離
a：助手鉗子でS状結腸〜下行結腸を右側に牽引し，結腸外側腹膜を切離する．
b：半透明のfusion fasciaを認識する．
c：fusion fasciaを切開して，内外の剥離ラインを連続させる．

図6 直腸左側授動
a：術者左鉗子で直腸を頭側右側にしっかりとカウンタートラクションをかけて牽引する．切離ポイントより尾側直腸を牽引することで十分なテンションが得られる．
b：まず腹膜だけを腹膜翻転部近くまで切離する．
c：直腸固有筋膜をメルクマールに，左下腹神経を確実に温存して剥離授動を進める．

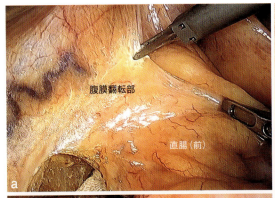
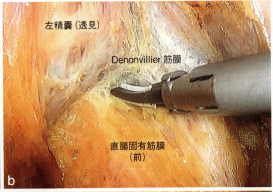
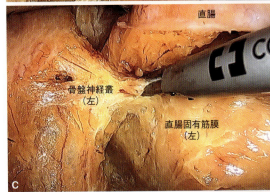
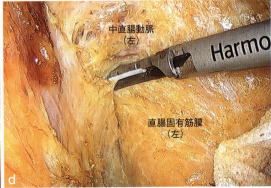
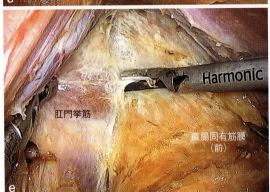

**図7 腹膜翻転部より肛門側の直腸の剥離授動（前壁～左側）**

a：腹膜翻転部の切開線近傍を助手鉗子で腹側頭側方向に牽引して，腹膜翻転部を切開する．
b：直腸固有筋膜をメルクマールに，腫瘍の進行度に応じてDenonvillier筋膜を温存し，直腸前壁の剥離授動を進める．
c：仙骨神経，骨盤神経叢を確認温存し，直腸固有筋膜をメルクマールに，下腹神経前筋膜を温存する層で，直腸左側の剥離を肛門側に進める．
d：中直腸動脈が確認できる症例では切離する．
e：肛門挙筋筋膜を温存して肛門挙筋を露出する．

**図8 腹膜翻転部より肛門側の直腸の剥離授動（右側～後壁）**

a：左右のバランスをとりながら，仙骨神経，骨盤神経叢を確認温存し，直腸右側の剥離授動を進める．
b：直腸仙骨靱帯と呼ばれる部位では剥離がやや固くなるが，丁寧に直腸固有筋膜に沿って直腸後壁の剥離授動を進める．
c：直腸後面では直腸後方靱帯を確認する．
d：直腸後方靱帯を鋭的に切離することで，腹側より肛門管内まで剥離が可能となる．

**図9 直腸間膜処理～直腸の切離・吻合**

a：まず直腸前壁～左側で直腸間膜の処理を開始する．傷つけないように直腸壁を露出し，直腸壁と直腸間膜の間に超音波凝固切開装置のパッドを滑りこませ，脂肪を遠心方向に切離すると効率的に処理できる．
b：直腸間膜処理では，SRAの走行，肛門側断端の最終直腸動脈を損傷しないように留意する．
c：articulate可能なlinear staplerを直腸長軸に直交するように挿入し，無理なく直腸を切離する．
d：経肛門的に直腸にcircular staplerを愛護的に挿入し，腸管の捻れがないこと，出血がないことを確認しDST吻合する．

1．手術操作手順

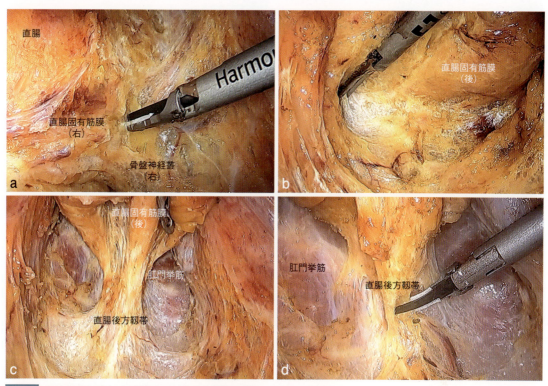

**図8** 腹膜翻転部より肛門側の直腸の剝離授動（右側〜後壁）

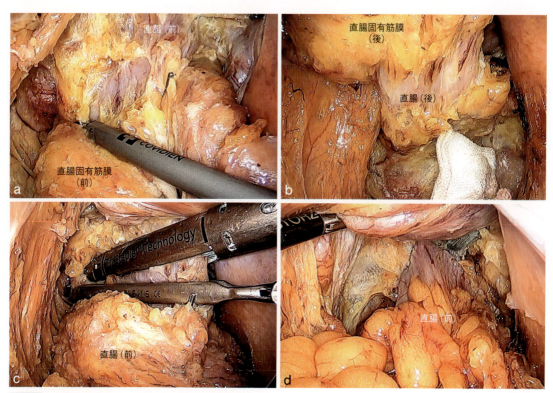

**図9** 直腸間膜処理〜直腸の切離・吻合

## V. 下部直腸癌に対する剥離授動

### 2. 腸管・腸間膜の剥離・授動，直腸切離におけるコツ・工夫

# ① 骨盤神経叢・神経血管束と直腸との剥離層を見つけるコツ

山口高史・松末　亮

国立病院機構京都医療センター外科

## 1. まずは挙筋上腔をできるだけ剥離，開放しておく

　直腸授動の原則はまず後方の剥離から開始することである．腹腔鏡手術の場合は，骨盤底にカメラが入って視野を取れるので，まずはできるだけ肛門側まで直腸後側方の剥離を行う．やりにくくなってきたら，直腸上部の左右を剥離することで直腸の可動性が良くなり，さらに肛門側の直腸後腔剥離を行うことができる．目標地点としては，左右後方で挙筋上腔に到達することであるが，その挙筋上腔のスペースをできるだけ左右側方の剥離も含めて立体的に広げるように剥離を肛門側に進め，お椀のような骨盤底のイメージを出しておく（図1）．挙筋上腔剥離の形はU字型で，側方の剥離の指標は骨盤内臓神経である．骨盤内臓神経が仙骨面から立ち上がってくるイメージをもって，後側方から前方にほぼ垂直にU字型に剥離を上げてくるように意識する．骨盤内臓神経と直腸の間には神経の細枝などの線維性の結合があり，鋭的に切っていかないと直腸は剥がれてこない．骨盤内臓神経を認識し，骨盤内臓神経を損傷せずかつ直腸間膜を残さず切除する．ただ骨盤内臓神経を認識するとはいっても，剥離が進んでいく過程でその全体像が明瞭になってくるので，剥離中は骨盤内臓神経の走行をイメージするといった方がよいかもしれない．左右の優先順位としては，右側は術者鉗子の向きとして切離ラインが接線方向になってやりにくいので，左側の剥離から始めたほうがよい．しかし左右を交互にやりやす

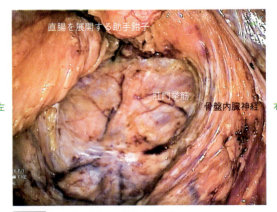

**図1**　挙筋上腔の開放（女性）

まずはできるだけ肛門側まで直腸後側方の剥離を行う．挙筋上腔のスペースをできるだけ左右側方の剥離も含めて立体的に広げるように剥離を肛門側に進め，お椀のような骨盤底のイメージを出しておく．

いところを順次剥離して肛門側に進めればよい．

**Point** 挙筋上腔剥離の形はU字型である．側方の骨盤内臓神経の立ち上がりをイメージする．

## 2. 助手の役割

　助手の展開によっても難易度は変わり，助手鉗子による直腸の展開を単に直腸を前方に押すだけでなく，前方に押しつつ口側に引き抜き，さらに左側の剥離のときは直腸を右に引き，右側の剥離のときは左に引きと，立体的な展開をすることが重要である．適切な方向への適度の緊張により，骨盤内臓神経と直腸との剥離層の狭い間隙が少し広がり，剥離しやすくなる．

**Point** 挙筋上腔剥離の際，助手の立体的な直腸

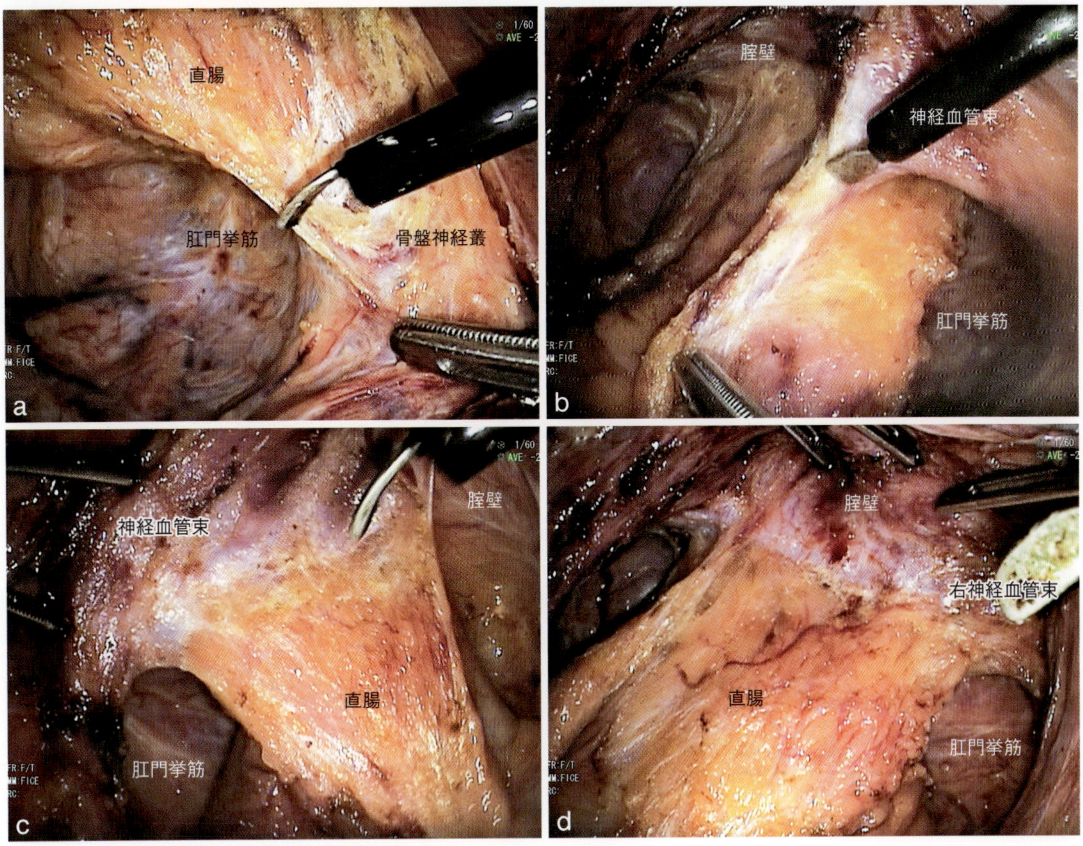

**図2** 骨盤神経叢，神経血管束との剝離（女性）
a：（右側）骨盤神経叢との剝離．挙筋上腔がしっかりと開放されており，切離すべき方向がしっかりと開けているので自信を持って切離を進めていきやすい．
b：（右側）神経血管束との剝離．どこかの時点で前方の剝離も十分に行っておくと，前方・後方・頭側からのはさみうちで骨盤神経叢・神経血管束との剝離のイメージがつきやすい．
c：（左側）神経血管束との剝離．d：神経血管束との剝離（さらに肛門側）．剝離をしたあとの直腸間膜脂肪をみてみると，うっすらした膜に脂肪が包まれている感じがわかるので，直腸側の脂肪が凸凹しておらず，つるっとした面が保たれているかを時に確認しながら進めていく．

の牽引が大切である．

## 3. 骨盤神経叢との剝離

　直腸上部の側方剝離においては下腹神経を目印として進め，骨盤神経叢，神経血管束との剝離につなげる．骨盤神経叢と直腸は密着しており剝離層の幅もなく，しっかりと境界を見極めて鋭的切離をしていかなければならない．剝離というより彫刻をしているイメージでもある．脂肪の中を切っている感じになれば直腸間膜に入っている可能性もあり，いったんストップして見直してみる．前方のDenonvilliers筋膜のような膜の目安もなく境界の認識には慣れも必要である．しかし挙筋上腔がしっかりと開放されており，骨盤神経叢に繋がる骨盤内臓神経も見えていれば，行くべき方向がしっかりと見えているので自信を持って切離を進めていきやすい（図2）．

**Point** 骨盤神経叢と直腸は密着しているので境界を見極めて鋭的切離をする．挙筋上腔がしっかりと開放されていれば，自信を持って切離を進めていきやすい．

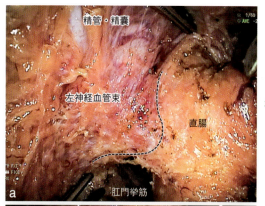

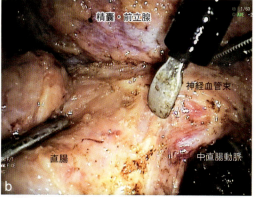

**図3 神経血管束との剝離（男性）**
a：（左側）左神経血管束との剝離
神経血管束と直腸との剝離面に緊張をかけると神経血管束がテント上につりあがってくるイメージももっておくことで神経血管束に切り込むことを防ぐ．
b：（右側）右神経血管束との剝離（中直腸動脈と診断できれば早めに切離する）
切離すべき中直腸動脈なのか，神経血管束の血管を引き出しているのか，その時には鑑別がむずかしく悩むことがある．中直腸動脈なのに切離せず剝離していくと直腸間膜に入りこんでしまうので，自信があれば中直腸動脈と信じて切離すべきである．自信が持てない場合は別の部位の剝離を行ったのち同部に戻ると判別できることも多い．

## 4. 神経血管束，前方臓器との剝離

　神経血管束と直腸との剝離は，骨盤神経叢から続く神経血管束の走行をイメージして，鋭的切離を進めていく．剝離面に緊張をかけると神経血管束がテント上につりあがってくるイメージももっておくことで神経血管束に切り込むことを防ぐ．ここでも事前に挙筋上腔剝離を肛門側までしっかり行っていると直腸の可動性も良く剝離層も出て来やすい．直腸側と神経血管束側の脂肪の境界を見極めて切離していくが，出血すれば神経血管束に入っているのか？また脂肪の中を切っているような感じになれば直腸側に間違って入っているのでは？と考えて周囲を見渡すようにする．前方はDenonvilliers筋膜という目安があるが，神経血管束との剝離においては通常明瞭な膜構造があるわけではない．しかし正確な剝離をしたあとの直腸間膜脂肪をみてみると，直腸側の脂肪が凸凹しておらず，なんとなくつるっとした面が保たれている．そのことを時に確認しながら剝離を進めていく（図2，3）．

**Point** 直腸側と神経血管束側の脂肪境界を見極めて鋭的切離をする．剝離面に緊張をかけると神経血管束がテント上につりあがってくるイメージをもっておくことで神経血管束に切り込むことを防ぐ．

## 5. 剝離のコツ①

　側方の骨盤神経層からの剝離を前方の剝離につなげていくことが多いが，前方や神経血管束との剝離を優先させてもよい．どこかの時点で前方の剝離も十分に行っておくと，前方・後方・頭側からのはさみうちで骨盤神経層・神経血管束との剝離のイメージがつきやすい．症例によっても異なるので順番にこだわらず剝離のやりやすくなった部分をどんどん進めていく．

**Point** どこかの時点で直腸前方剝離も十分行っておくと，前方・後方・頭側からのはさみうちで骨盤神経層・神経血管束との剝離のイメージがつきやすい．

## 6. 剝離のコツ②

　いずれの場面でも，剝離層がわかりにくく自信をもって剝離しづらくなってきたなと思えば術野を変えて剝離する．事前に後方剝離を十分行ったという意識があるので再度後方に戻ることを忘れ

①骨盤神経叢・神経血管束と直腸との剝離層を見つけるコツ

# Knack & Pitfalls

> ≫ まずは挙筋上腔をできるだけ左右，肛門側に剥離しておく．
> ≫ 直腸前方剥離もどこかの時点で十分行っておく．
> ≫ 剥離層がわかりにくくなったら前後左右に展開を変える．

がちであるが，ある程度前方，側方の剥離が進んだ後に再度直腸後方に戻るとまだまだ後方剥離を追加できる．その後でわかりにくいと思っていた部分に戻ってみれば，以前とは周囲の景色が驚くほど変わっており，切離ラインの決定が簡単になっているものである．

**Point** 剥離層がわかりにくくなったら前後左右に展開を変えて剥離する．

## 7. 剥離のコツ③

場の展開に関しては，助手だけに頼らず術者自らの場の展開も必要で，鈍的剥離の一歩手前，場を動かすような鉗子操作での展開を行うことで，切離の方向を見極めることができる．

**Point** 助手だけに頼らず術者自らの展開で切離ラインをイメージすることも大切である．

## 8. 剥離のピットフォール①

Denonvilliers筋膜を切除側につけるか，前方臓器側につけるかの点については，腫瘍学的側面と機能温存的側面から症例により選択すればよいと思うが，手技の点からのみいえばその症例ごとに自然と入って行く方で剥離すればよいと思う．ただ前立腺尾側を剥離するためにはDenonvilliers筋膜の直腸側に入って行かないとスムーズに剥がれてこない．直腸周囲脂肪をきれいに保つことを目安とした剥離は一つの有効な方法であるが，骨盤壁側にどちらに属するかわからない脂肪が残っていて気になるなどということがある．

**Point** 直腸寄りの層できれいに剥離しているつもりでも，直腸間膜に入ってしまうこともある．

## 9. 剥離のピットフォール②

直腸授動においてはっきりした中直腸動脈に出会う頻度は多くはないが，骨盤神経叢・神経血管束との剥離中に比較的太い中直腸動脈に遭遇することがまれならずある．その際，切離すべき中直腸動脈なのか，神経血管束あるいは直腸間膜の血管を引き出しているのか，その時には鑑別が難しく悩むことがある．中直腸動脈なのに切離せず剥離していくと神経血管束や直腸間膜に入りこんでしまうので，剥離の流れに自信があれば中直腸動脈と信じて切離すべきである．自信が持てない場合はいったんそこで剥離を止めて別の部位の剥離を行ったのち同部に戻ると判別できることも多い．

**Point** 中直腸動脈なのに切離せず剥離していくと神経血管束や直腸間膜に入りこんでしまうので，剥離の流れに自信があれば中直腸動脈と信じて切離すべきである．

## 10. 剥離のピットフォール③

助手の鉗子を置く場所や引き方が不適切であると，逆に剥離の妨げになることも珍しくない．周囲の解剖を隠さないような部分に鉗子を持っていく，当てた鉗子をできるだけ引き抜くというイメージが大切である．また剥離が進めば，鉗子を持ち替えたくなるが，術者と助手が同時に持ち替えると一気に場が崩れることもあり，互いに意思疎通を図り同時に持ち替えないようにするのが原則である．特に指導的立場の助手は頻回の持ち替えや余計な操作をしがちであるため注意する（自戒を込めて）．

**Point** 助手の展開が邪魔にならないように：過ぎたるは猶及ばざるが如し．

## おわりに

切除標本を観察し，剥離面の脂肪が削れて凸凹していないかなどを確認する．手術時には正しいと思っていた剥離層が実際に正しかったかを手術直後に簡単に評価することができる．

**Point** 簡単な復習として切除標本を観察して評価する．

# V. 下部直腸癌に対する剝離授動

## 2. 腸管・腸間膜の剝離・授動，直腸切離におけるコツ・工夫

## ② 直腸・挙筋間剝離の工夫

上原圭介

名古屋大学腫瘍外科

### 1. 直腸・挙筋間剝離が必要な症例

下部直腸癌のみならず，上中部直腸癌における安全な直腸切離および吻合のためにも習得必須の技術であるが，下部直腸癌に対しては，直腸間膜と肛門挙筋の間に介在するリンパ管を含む脂肪組織を切除側につけることを意識しなくてはならない．

**Point** 脂肪組織を残すべからず．

### 2. ポート位置（図1）

臍部にカメラポートを挿入．右下の12mmポートは内側臍ヒダと下腹壁動静脈の間の恥骨よりに挿入する．左上5mmポートは脾彎曲部授動のため，右上ポートよりも頭側へ挿入する．

**Point** 左右対象とせず，左側でポート位置を頭側にずらしている．

### 3. 実際の手術操作手順

①直腸背側の授動（図2）

左右下腹神経の分岐後に下腹神経前筋膜を切離し，剝離層をその背側に移す（図2a）．背側正中には正中仙骨静脈が走行するので注意し，その左右両側の剝離を先行しながら正中の剝離も進める（図2b）．骨盤底に近づいたら，脂肪組織を極力取り残さないよう意識する．

②直腸膨大部の剝離（図3）

骨盤底で肛門挙筋にぶつかったら（図3a），肛門挙筋筋膜を露出する層を保ちながら剝離を左右に広げ（図3b），直腸膨大部背側を肛門挙筋から

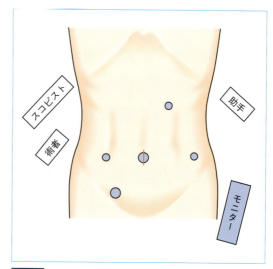

図1 ポート位置

授動する．

③骨盤神経叢尾側・側方の剝離（図4）

直腸および直腸間膜の収納スペースはS4尾側・側方で左右に大きく膨らむ．下部直腸の間膜および脂肪を含めたリンパ流を根絶するためには，S4の立ち上がりを確認したら，剝離層を大きく外側に向け肛門挙筋を露出することが必要になる（図4a）．腹腔鏡手術は右下腹部のポートから剝離操作を進めるため，右側方操作での難易度が高くなる．また，S4神経立ち上がりの尾側・外側から，中直腸動脈が数本，直腸および肛門管に向かう（図4b）．左右で肛門挙筋を露出したら，可能な限り肛門管近くまで肛門挙筋筋膜を露出する．

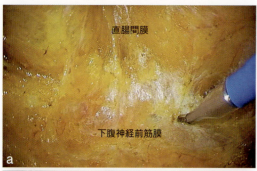

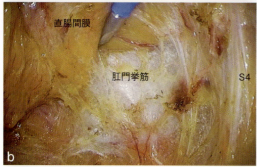

**図2** 直腸背側の授動
a：左右下腹神経分岐部まで下腹神経前筋膜を温存する層で剝離を進める.
b：分岐部を越えた場所で下腹神経前筋膜を切開し,背側の剝離を一気に骨盤底まで進め,肛門挙筋に到達する.

④前壁正中の剝離（図5）

　腹膜を切開したら,男性では切開した腹膜を吊り上げる.女性ではあらかじめ子宮を吊り上げておく.Denonvillier筋膜を切除側につけるか温存するかは,腫瘍の進行度・局在によって症例ごとに決定すればよい.

⑤前側壁の剝離（図6）

　最後に神経血管束（neurovascular bundle；NVB）に沿った剝離を,背側の剝離層と前壁の剝離層を連続させるように行う.神経に沿った脂肪組織の取り残しのない剝離が下部直腸癌では必要である（図6a, b）.NVBから直腸間膜に流入する認識できる中直腸動脈は超音波凝固切開装置で切離する（図6c）.前側方で神経線維との間の剝離を進めると,NVBを越えた時点で肛門挙筋が現れる（図6d）.ここで肛門挙筋筋膜を広く露出

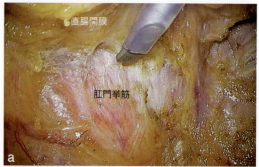

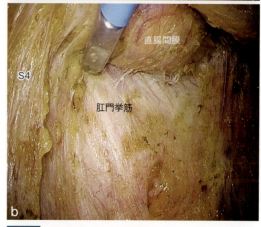

**図3** 直腸膨大部の剝離
a：肛門挙筋筋膜を露出したら,左右尾側に剝離をし,広く挙筋筋膜を露出する.
b：この際重要なことは,脂肪組織を極力取り残さないことである.

し,背側で露出した肛門挙筋筋膜と連続させると,肛門挙筋筋膜のほぼ全貌が露出される.

⑥肛門管背側の剝離（図7）

　左右の剝離が十分に行われると,背側には直腸尾骨靱帯が残ることになる（図7a）.左右の内外括約筋間の剝離層を連続させるように靱帯を切離し,背側でも内外括約筋間に入る（図7b）.直腸よりで切離を行い過ぎれば,直腸筋層に切り込み,直腸穿孔をきたす最悪の事態が起こりかねないので注意し,背側よりに切開を進めるとよい.

⑦肛門管内の剝離

　④～⑥の操作はそれぞれ一度で完了することはなく,これを何度か繰り返し行うことで,剝離が

進む．肛門管内の剥離はISR（括約筋間直腸切除術）では当然必要になるが，下部直腸癌の手術でも安全な直腸切離と十分な肛門側マージン確保のために必須である．

**Point** 自律神経から離れることなく線維を確認しながら，神経に沿った剥離を行っている．

## 4. 手術のコツと工夫

### ①体位

骨盤内の操作中に小腸が落ち込むと手術に集中できない．骨盤操作に移行する前に上腹部操作はすべて終わらせ，体位を左右はほぼ水平・頭低位とし，左上腹部を含めた上腹部全体を利用して小腸を収納し，骨盤内に小腸が落ち込むのを防止する．こうすることで，内臓脂肪の多い肥満患者でも，骨盤操作時に小腸が視野の妨げになることはほぼ皆無である．

### ②挙筋筋膜の露出

肛門挙筋に当ったら筋膜を露出し，破らないようにその層を左右および肛門側に広げていく．脂肪の取り残しを防ぐ最善の方法と考える．挙筋には血管が走行し，筋肉に切り込めばしばしば出血を見るため，挙筋筋膜は温存する方がよい．

## 5. 出血への対応

TMEの剥離層を外れなければ，出血をきたすポイントは骨盤神経叢の尾側から出る，中直腸動脈もしくは神経叢を貫いてくる副中直腸動脈ということになる．多くは電気メスで凝固切開しても止血可能であるが，一度出血すると厄介なことも多い．目立つ血管は超音波凝固切開装置で切離する方がよい．即座に凝固止血可能であれば問題にならないが，出血が続けば，術野が赤く染まり，剥離層が認識し辛くなる．また，電気メスでも十分に止血可能であるが，焼き尽くせば神経叢の熱損傷をきたすため，ガーゼでしっかりと圧迫し，ピンポイントでしっかりと止血することが重要である．

**Point** 肛門挙筋筋膜の筋膜を露出し，筋膜に沿った剥離を行う．

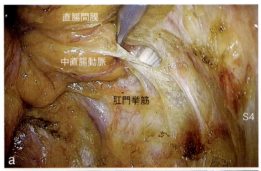
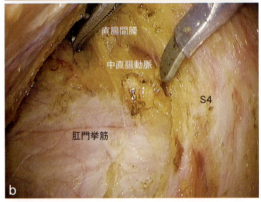

**図4** 骨盤神経叢尾側・側方の剥離

a：骨盤神経叢より尾側では，直腸のスペースは左右に大きく広がるため，骨盤神経叢の尾側縁から剥離層を外側に修正し，肛門挙筋を露出する．

b：S4神経尾側縁の尾側・外側から，中直腸動脈が数本，直腸および肛門管に向かうので注意が必要である．

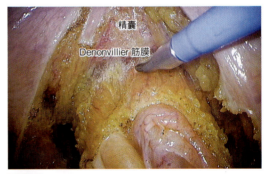

**図5** 前壁正中の剥離

前方の剥離は11時から1時方向を先行させ，左右前側方の剥離は後に行う．写真はDenonvillier筋膜を温存している．

# Knack & Pitfalls

>>> 直腸間膜と肛門挙筋の間に介在する脂肪組織を取り残さない.
>>> S4神経の立ち上がりを確認したら,剝離層を大きく外側に向け肛門挙筋を露出する.
>>> 前側方でNVBに沿って剝離を進めると,神経を越えた時点で肛門挙筋が現れる.

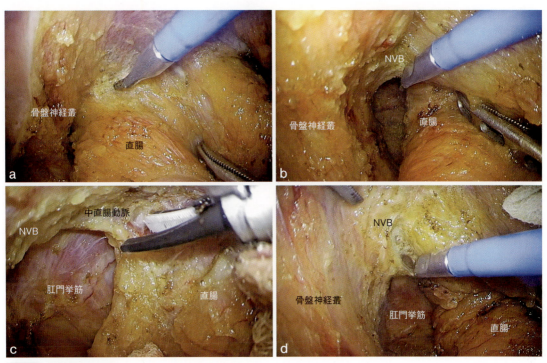

図6 前側壁の剝離
a:前側壁の剝離のメルクマールは神経血管束(neurovascular bundle;NVB)の神経線維である.
b:神経に沿った脂肪組織の取り残しのない剝離が下部直腸癌では必要である.
c:認識できる中直腸動脈は超音波凝固切開装置で切離する.
d:NVBを越えた時点で肛門挙筋が現れ,背側で露出した肛門挙筋筋膜と連続させると,肛門挙筋筋膜のほぼ全貌が露出されることになる.

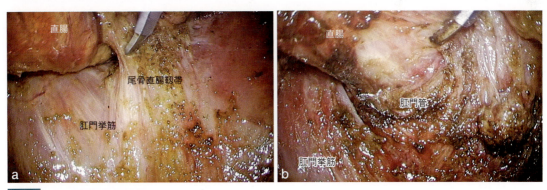

図7 肛門管背側の剝離
a:背側には直腸尾骨靱帯が残る.
b:左右の剝離層を連続させるように直腸尾骨靱帯を切離し,背側でも内外括約筋間に入る.

# V. 下部直腸癌に対する剝離授動

## 2. 腸管・腸間膜の剝離・授動，直腸切離におけるコツ・工夫

# ③ ステイプラー挿入と直腸切離のコツ

奥田準二

大阪医科大学附属病院がんセンター・消化器外科

## 1. この術式のポイント

直腸癌に対する腹腔鏡下低位前方切除術において，的確な直腸切離と安全な吻合は最重要事項である．術後縫合不全は，低侵襲手術の効果を損なって過大侵襲手術にするだけでなく，局所再発の危険性を高めて癌手術として認められなくする．特に，これまで腹腔鏡下手術では的確な直腸切離に難があるとされてきた．開腹手術では1回のステイプリングでの直腸切離が通常であるのに，腹腔鏡下手術では未だに計画的2回切離を標準にしている施設が多い．これは，的確な直腸切離のシステム化に加えて1回切離の覚悟（工夫）が十分になされていないからと考えている．本項では，われわれの的確な直腸切離のシステム化と直腸1回切離の工夫の要点を述べる．

## 2. ステイプラー挿入ポートと注意点（図1）

図1に示すように，5ポートとする．この際に，低位前方切除ではステイプラー（powered echelon60 flex GOLD®）を挿入する右下腹部ポートをできるだけ尾側に位置させることが最も重要となる（下部直腸に直交してかけやすくなる）．

## 3. 下部直腸の十分な剝離授動と切離予定部位の直腸間膜の適切な処理（図2）

直腸切離前の操作として，第一に下部直腸を肛門管上縁まで十分剝離授動することが重要である．

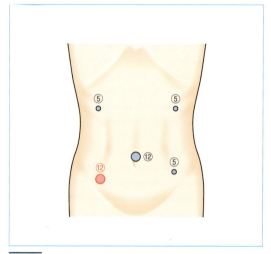

図1 ステイプラー挿入ポートと注意点

この際に，後壁側では直腸尾骨靱帯も処理する．次に，直腸肛門診と術中内視鏡で病変部を確認して直腸切離予定部を決め，同部位の直腸間膜を前壁～左右側壁～後壁に沿って直腸壁に薄く膜が残る程度に適切に処理する．

## 4. 着脱式腸管クリップの的確な装着と直腸洗浄（図3）

病変肛門側の直腸に着脱式腸管クリップをかけるが，まず，リムーバーを用いると腸管にかけやすい．ただし，腸管に斜め方向にかかるため，続いてアプライヤーで目的部位の直腸に直交するように着脱式腸管クリップの部位と角度を調節する．その後に，肛門より十分な直腸洗浄を行う．

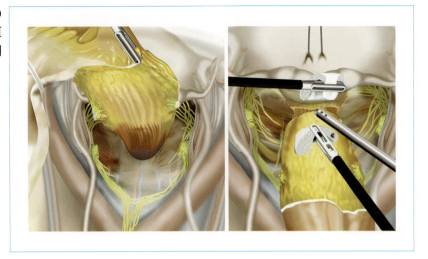

**図2** 直腸切離前のポイント―十分な直腸授動と適切な直腸間膜処理―

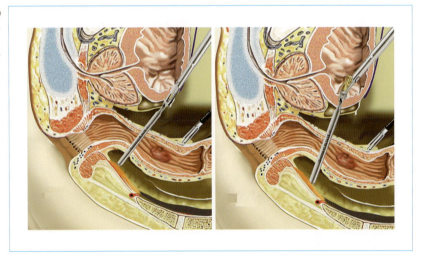

**図3** 直腸切離前のポイント―着脱式クリップの的確な装着と直腸洗浄―

## 5. スムーズなステイプラーの挿入と直腸前壁から後壁での把持（図4）

右下腹部ポートより，ステイプラー（powered echelon60 flex GOLD）を挿入する．着脱式腸管クリップで直腸が扁平になっており，切離予定部の直腸間膜も適切に処理されているので，着脱式腸管クリップの肛門側に沿わすように進めるとスムーズに直腸にかけることができる．また，下部直腸が十分に剝離授動されているため直腸をツイストしやすく，右下腹ポートから挿入したステイプラーは，直腸前壁から後壁側にかかるようになる．

## 6. ステイプラーのアーティキュレーションの調整（図5）

術者のフック型リトラクターと助手の鉗子で切離予定部の直腸対側をステープラー内に引き寄せ，powered echelon60 flex GOLDで直腸を何回か挟み直して馴染ませながら最後に十分に挟み

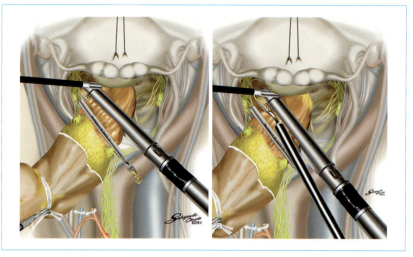

**図4** スムーズなステイプラーの挿入と直腸前壁から後壁での把持

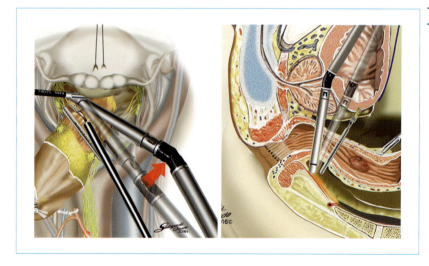

**図5** ステイプラーのアーティキュレーションの調整

込み1回のステイプリングでの切離を目指す．なお，powered echelon60 flex GOLDの先端の角度は通常15°程度曲げると最適なことが多いが，先端を骨盤底に軽く押し当てるとpassiveに曲がるので角度の調整を片手で操作できる利点も大きい．

## 7. 直腸1回切離の標準化―single-fire transection―（図6）

シャフトの先端マーカーから1cm余裕を持って腸管をステイプラー内に取り込めれば1回で切離できるので，ここでは妥協せずに馴染ませ咬みを繰り返して適切かつ確実に1回のステイプリングで直腸を切離する．

## 8. 超低位前方切除における直腸1回切離のポイント―秘伝1回切離―（図7）

超低位前方切除の場合は直腸後壁側を肛門管内で歯状線直下まで十分剥離する．ステイプラー

# Knack & Pitfalls

》》 右下腹部ポートをできるだけ尾側に位置させることが最も重要．
》》 直腸間膜を直腸壁に薄く膜が残る程度に適切に処理する．
》》 妥協せずに適切かつ確実に1回のステイプリングで直腸を切離する．

**図6** 直腸1回切離の標準化―single-fire transection―

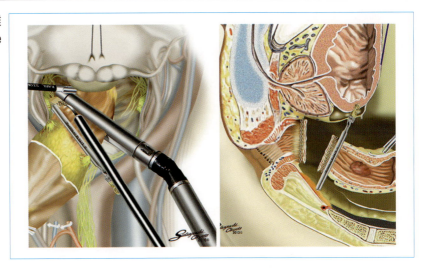

**図7** 超低位前方切除における直腸1回切離のポイント―秘伝1回切離―

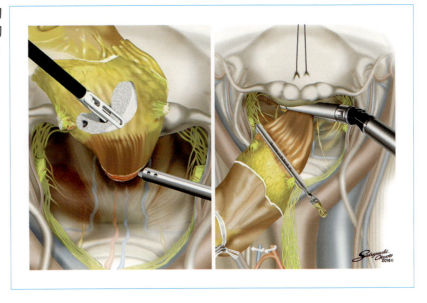

（新規のpowered echelon60 flex GOLD GST®）を肛門管内に押し込みつつアーティキュレーションさせれば，術者や助手の鉗子補助なしに超低位での直腸1回切離が可能となる．

## 9. 安全な吻合のポイントと工夫 (図8)

① 口側腸管の血流が良好で，捻れ・緊張のないこと，周囲組織を挟み込んでいないことを確認

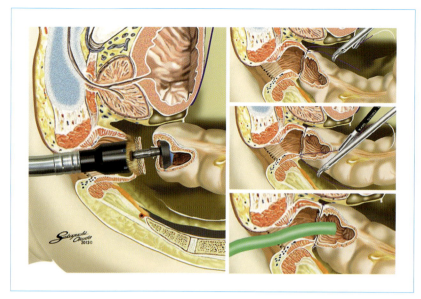

**図8** 安全な吻合のポイントと工夫

しつつ吻合する．特に女性の場合は直腸断端の後壁側寄りからサーキュラーステイプラー本体の槍を出し，アンヴィルの結合・合体やファイアの際も腟壁を咬み込んで直腸腟瘻とならないように十分注意する．また，超低位などの場合も通常の29mmよりも25mmのCDHがベターなことが多く，縫合不全を併発しなければ狭窄もきたさない．

② 直腸断端の前後壁のdog earの部分を吻合部口側腸管の漿膜筋層に3-0 PDSで縫合して断端dog earの部と吻合部の補強とする（前壁2針，後壁1針の計3針）．前壁側は直腸間膜処理の操作時の影響で直腸断端前壁中央から左右前壁寄りの壁が薄くなりやすいので，ここも含めるように補強縫合している．また，われわれの経験した縫合不全例では，縫合不全部は後壁側が多かった．これは，直腸間膜後壁側の処理の困難さや直腸切離ではステイプラーの先端が最もウィークポイントとなることに起因するのではないかと推察している．したがって，後壁側も基本的にルーチンに補強している．なお，直腸切離直後に直腸断端部後壁側を補強縫合し，長く残しておいた補強糸を牽引すれば，後壁側のdog earもわかりやすく，吻合部後壁の補強もしやすい．

③ 術中内視鏡検査で吻合部の確認とリークテストを行った後に，吻合部減圧のアクティブドレーンとしての経肛門ドレナージチューブ（22Frファイコンチューブ）の留置が縫合不全予防の積極的減圧として有用と考えて頻用している．腹腔鏡下手術では腸蠕動の回復が早く，術後3～4日目にトイレまで間に合わないと肛門を締めすぎたり，逆にすっきり出きらないとトイレでいきんだりしたときなどに吻合部に圧がかかって縫合不全を起こしたと推察されることもあったため，術後5日目に抜去している．

## 10. 日々新たに

以上のような的確な直腸切離のシステム化と工夫の積み重ねにより，われわれでは直腸1回切離が標準となっており，縫合不全も1％台と低くなり，一時的人工肛門造設も少なくなった．さらに，縫合不全0を目指して日々新たに工夫を凝らしている．

## V. 下部直腸癌に対する剥離授動
## 2. 腸管・腸間膜の剥離・授動，直腸切離におけるコツ・工夫

# ④ distal marginの推定と確保の工夫

幸田圭史

帝京大学ちば総合医療センター外科

### 1. ガイドラインにおけるTMEとTSME

大腸癌治療ガイドラインには直腸切除の原則はTME (total mesorectal excision) ないしTSME (tumor specific mesorectal excision) と明記されている．欧米の文献ではTSMEという用語は上部直腸癌の手術で肛門側断端5cmを確保する際に用いられることが多い[1]が，下部直腸 (Rb) 癌でも，levator plate (挙筋面) の面で切離するいわゆる厳格なTMEではなく，しばしば一部直腸間膜を残して切離するTSMEを施行することが多いと思われる．大腸癌取扱い規約ではRb癌の場合，肛門側2cmまでを領域リンパ節として扱っており，Rb癌でもTSMEにて根治手術となる場合が多い．

### 2. TSMEの原則を守るためには

TSMEの際に大切なことは，腫瘍学的にみて肛門側断端までの直腸間膜を，これに切り込むことなく確実に切除することであり，直腸間膜は直腸壁に直交して処理し，斜めに切り込むことは避けなければならない (図1)．そのためには直腸の遊離は，やはりTMEと同様にlevator plateである骨盤底まで十分に剥離しないと肛門側が不十分な郭清になりかねない．骨盤底までの確実な直腸間膜の遊離は，Rb直腸癌の場合には腹腔鏡手術でも開腹手術においても，ともにTMEおよびTSMEの基本といえる．

**Point** 下部直腸 (Rb) 癌においては骨盤底までの

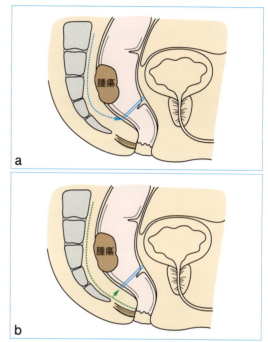

**図1** TSMEにおける直腸間膜の処理

斜めに入る (a) ことは避け，間膜に直交して (b) 処理を行うためには骨盤底levator plateまでの十分な剥離が必要である．

十分な剥離がAWを確保するために必要である．

### 3. 側壁から後壁の直腸間膜剥離操作

直腸間膜剥離でポイントとなる点の一つがS3から尾側の直腸側壁の処理である．骨盤神経叢から神経血管束neurovascular bundle (NVB) が精嚢の外背側を通り前立腺および陰茎に分布する，

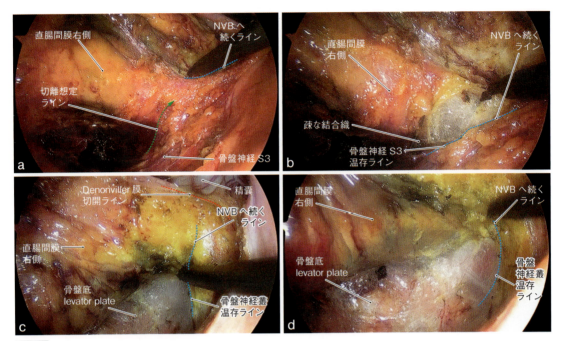

**図2** 側壁から後壁の術中操作
a：側壁後壁あたりではS3からNVBにかけてのラインを想定して鋭的切離を行う．
b：正しく切開が行われると疎な結合織が現れる．
c：経温存に気遣いながら鋭的に進むとlevator plateが現れる．
d：直腸壁とlevator plateの間を鋭的に肛門管まで剥離すると側壁から後壁にかけての剥離がほぼ終了する．

その立ち上がりの部分では，明らかな剥離層がないために，直腸間膜面を曲面として頭の中で想定しつつ，神経を損傷することなく神経叢に沿って鋭的に切り込む必要がある（図2a）．少し切り込むと，神経叢との間には疎な剥離面が必ず存在し（図2b），この剥離面を見つけることが重要であると考えている．後はこの剥離面を神経温存に気をつけながら尾側に鋭的に進んでいくと，直腸の側方から背側にかけての骨盤底筋が薄い筋膜をかぶった状態で露出し，同時にNVBの精嚢に至る前の立ち上がり部分が温存される（図2c）．肛門管に至る骨盤底に沿ってこのまま直腸を剥離していくと側方から背側にかけての直腸の授動がほぼ終了する（図2d）．

**Point** 直腸前後壁の剥離をある程度進めてから骨盤神経叢からNVBの走行を想定した切開剥離操作を行う．

## 4. 直腸尾骨筋の確認

この操作を左右両側で行うと，背側には直腸縦走筋と第2，第3尾骨との間にある平滑筋である直腸尾骨筋（rectococcygeus muscle）[2]が確認される（図3）．腫瘍の位置によってはこの構造物を切離して骨盤底に達する必要があるが，この平滑筋も肛門括約筋群（anal sphincter complex）の一つと考えられ[3]，排便時に肛門管を支えて安定化させる役割があるとされており[4]，十分AWが確保できる際には切離せず温存できれば術後排便機能温存のために役立つことが期待される．

**Point** 腫瘍の高さによっては直腸尾骨筋を温存する．

## 5. 直腸前壁の操作

左右のNVBを直腸の2時10時方向で温存する

# Knack & Pitfalls

≫ 直腸間膜に切り込まない骨盤底までの剝離操作が必要である.
≫ 骨盤神経叢およびNVBの走行が想定できる場を作る.
≫ 十分な剝離後にAWを確保する方法を選択することがポイントである.

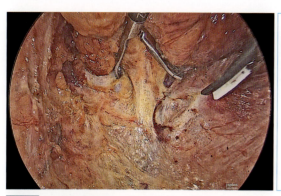 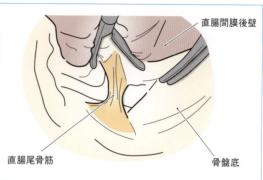

**図3** 後壁の操作
直腸尾骨筋は腫瘍の位置によって切離するかどうかを判断する.

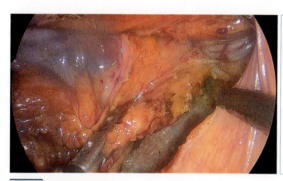 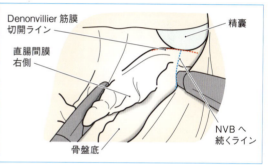

**図4** 前壁の操作
前壁側ではDenonvillier筋膜を切開する.

ようにDenonvillier筋膜を切開すると直腸前壁側が, さらに肛門側の前立腺頭側辺りまで剝離が可能となる(図4). 両側同様にDenonvillier筋膜の切開を行うと, 直腸が頭側にさらに牽引されるようになり, より低位での直腸切離が可能となる(図5).

**Point** Denonvillier筋膜の切開に際してはNVBが温存されていることを確認する.

## 6. 肛門側切離ラインの決定

上記の操作によって, 低位での切離が可能となった後, 適切な切離ラインを決定する. この方法として, ① Rbの進行癌であれば上記の操作の後であれば腫瘍下縁の大まかな位置は術中に壁外からでも判断できることが多い. 不確かな場合には肛門側から指診で腫瘍下縁を示してもらう. ② 術前から正確に腫瘍下縁の位置がわかっており, 骨盤底のlevator plate, あるいはそのすぐ口側で切離すれば丁度適切なAWが確保できると計画されている場合には上記の剝離の後, levator plate近傍で切離する(図6a, b). ③ 上記以外で, 十分なAWが確保できるか不確かな場

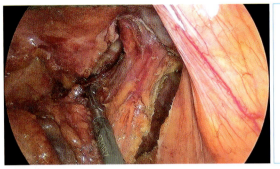 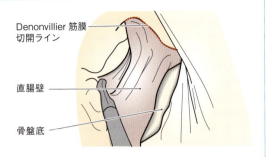

**図5** 直腸切離前の様子

ほぼ骨盤底までの直腸が遊離されている．

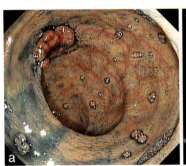 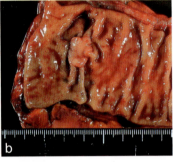

**図6** levator plateを切離線とした症例

a：術前内視鏡．腫瘍の位置からほぼlevator plateでの切離が必要と術前から判断される．
b：摘出標本．levator plateでの切離により十分なAWが確保されている．

**図7** 術中内視鏡

腫瘍の位置が腹腔側からわかりづらい場合には術中内視鏡を利用して切離ラインを決定し，AWを確保する．

合には術中内視鏡を行う．この際，場合によっては鉗子口挿入型のメジャーにてAWを計測し，生検鉗子にて直腸壁を内腔から圧迫して術者に切離ラインを示せば確実である（図7）．

**Point** AWの確保のためには腫瘍の大きさと位置により上記いずれかの方法を選択する必要がある．

## まとめ

以上，Rb直腸癌において適切なAWを確保するための手術操作を概説した．levator plateへの正確な剥離操作が，TMEだけでなくTSMEにも不可欠なこと，また種々の方法を用いて腫瘍下縁位置を如何に正確に術中に把握するか，がきわめて重要であることを強調したい．

[文献]

1) Zaheer S, et al：Surgical treatment of adenocarcinoma of the rectum. Ann Surg 227：800-811, 1998
2) Tolds C, et al：An Atlas of Human Anatomy for Students and Physicians, Rebman Co, New York, 1919
3) Wu Y, et al：3D Topography of the Young Adult Anal Sphincter Complex Reconstructed from Undeformed Serial Anatomical Sections, Souglakos J, ed, PLoS One 10：e0132226, 2015
4) Nout YS, et al：Alterations in eliminative and sexual reflexes after spinal cord injury：defecatory function and development of spasticity in pelvic floor musculature. Prog Brain Res 152：359-372, 2006

④ distal margin の推定と確保の工夫

## V. 下部直腸癌に対する剝離授動
### 2. 腸管・腸間膜の剝離・授動，直腸切離におけるコツ・工夫

# ⑤ 閉塞性直腸癌におけるステント挿入から直腸切除までのコツ・工夫

榎本俊行・斉田芳久

東邦大学医療センター大橋病院外科

## 1. 閉塞性大腸癌に対する手術

閉塞性大腸癌の頻度は，全大腸癌の10〜15%とされており[1〜3]，決してまれな病態ではない．閉塞性大腸癌の場合，腸閉塞の解除と大腸癌の根治性，手術の安全性といった点から，緊急でHartmann手術などが行われてきた．しかし，2012年，大腸ステントの登場により，緊急手術を回避でき，腸閉塞を解除した後，待機的に手術が行えるようになってきた．腸管の減圧が十分になされた症例は，開腹手術だけでなく，腹腔鏡下手術の選択もできるようになってきている．

**Point** 腸閉塞と診断した場合には，閉塞性大腸癌による腸閉塞も念頭において，診察を行う．

## 2. 直腸癌に対する大腸ステント留置

大腸ステント留置手技に関しては，本項では省くが，大腸ステント安全手技研究会から出されている大腸ステント安全留置のためのミニガイドライン（http://colon-stent.com/）などを参考にするとよい．

bridge to surgery（BTS）での閉塞性直腸癌に対する大腸ステントの留置には，十分な注意が必要である．BTSでは手術時に支障があるかどうかが問題となる．結腸から直腸S状部（RS）までは問題ないと考えられるが，上部直腸（Ra）や下部直腸（Rb）では大腸ステントがあるために肛門側の距離が取りにくく，手術困難になる可能性がある．大腸ステント留置前に外科医と内視鏡医との十分な話し合いが重要である．また留置時には

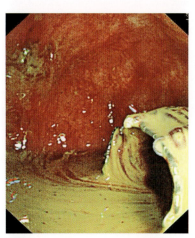

**図1** 大腸ステント留置直後

大腸ステントによって閉塞が解除されると，直ちに泥状便が排出される．

大腸ステントの肛門側があまり長くならないように留意する必要がある．一般的にRb癌の手術では，2cmは肛門側を離して直腸を切離するので，大腸ステント留置の適応とはならない．Ra癌でも，大腸ステント留置や大腸ステントの種類の選択も難渋するので，大腸ステントの留置手技に慣れていない場合は，結腸癌からRS癌までに適応を絞るべきである．

**Point** 直腸癌に対して大腸ステントを留置する際は，手術時の切離ラインを常に考えて行うべきである．

## 3. 大腸ステント留置から手術まで

大腸ステントによって腸閉塞が解除されると，

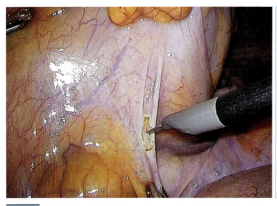 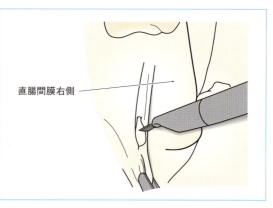

直腸間膜右側

**図2** 直腸間膜右側の切開
腸管内の減圧がされると，通常の手術が可能となる．直腸間膜右側の切開も通常通りに行うことができる．

直後から泥状便が排出される（図1）．患者の腹部症状はすぐに改善されるため，特に運動制限はない．翌日には必ず腹部単純X線を撮影し，腸閉塞が改善されていること，穿孔がないこと，大腸ステントが開存していることを確認したうえで，飲水から再開し，経口摂取できるようになることが多い．また，腹部症状がなくなれば，大腸内視鏡検査や注腸検査によって口側病変の有無を確認することができるようになる．また，大腸ステント留置から手術までの期間に関しては，決まった見解はないが，当科では，大腸ステント留置後，通常1〜2週間後に手術を予定している．

**Point** 大腸ステント留置により腸閉塞が改善できると，経口摂取が可能となり，栄養改善にも努めることができる．

## 4. 大腸ステント留置後の腹腔鏡下大腸切除術

直腸癌による腸閉塞が大腸ステントにより改善されると，待機手術が可能となる．機械的前処置も行うことができ，通常の手術と同様に行うことができると考えている（図2）．

当科では，大腸ステント導入当初，腹腔鏡下手術はS状結腸切除術のみに限って行ってきたが，腹腔鏡下手術手技の安定化に伴い，現在では多くの症例で行えると考えている．しかしながら，閉塞性直腸癌の多くは全周性の腫瘍である進行癌であり，周囲への直接浸潤のある症例や腫瘍自体が大きい症例など，展開が困難な症例が存在するので，術前画像診断は十分に行うべきである．

**Point** 大腸ステント留置後の手術は，通常の手術より難易度が高いと考えられており，十分慣れたスタッフで手術に臨む．

## 5. 手術中の留意点

閉塞性直腸癌では，大腸ステント留置後の比較的早期の手術では，腸閉塞が改善されていても，口側の腸管や腸間膜などには，浮腫が残っている．そのため剝離層の同定に迷うこともあり，出血をさせないように愛護的に手術を進めたほうがよい．また，腫瘍が周囲組織に浸潤している場合には，浸潤がなく，剝離が比較的簡単な部位から剝離を行っていき，浸潤部位を挟み撃ちにするように剝離を行う．そして，最後に十分なマージンを考慮しながら，周囲組織とともに切除するとよい．

腫瘍肛門側切離の際には，通常，着脱式の腸鉗子を使用するが，それを使用する際には大腸ステントをかまないように使用しなければならない．大腸ステントに腸鉗子がかかってしまうと大腸ステントがつぶされてしまい，腸管切離ラインまで大腸ステントが延長してしまうことがあり，注意

# Knack & Pitfalls

》 大腸ステントの留置は，手術の切除範囲を常に考えながら行う．
》 腸管の浮腫が残っている場合には，剥離層がわかりにくくなるので注意が必要である．
》 閉塞性直腸癌は進行癌であることが多いので，腫瘍学的な安全性を考慮する．

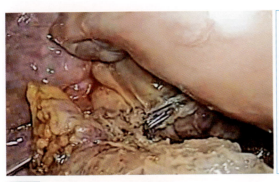 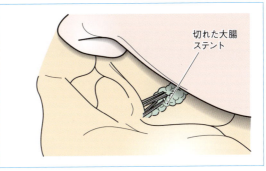

**図3** 大腸ステント延長症例
腸鉗子が大腸ステントを押しつぶすことによって切離ラインまで延長してしまった症例．腸鉗子のかける位置に注意が必要である．

すべきである（図3）．当科では，切離前に術中内視鏡検査で，腸管内を確認するようにしている．

吻合に関しては，通常，自動吻合器を使用するため，なるべく，腸管浮腫の少ない部分を選ぶ必要がある．また，閉塞性直腸癌の口側腸管は閉塞性大腸炎を認める場合があり，通常より切除範囲が大きくなる可能性があるので，吻合に際し，緊張がかからないように脾彎曲部の剥離・授動を考慮すべきである．それでも，吻合部に緊張がかかる場合や，吻合腸管に炎症がある場合には，縫合不全の可能性を考慮して，一時的人工肛門造設を行うことも考慮する．

**Point** 閉塞性直腸癌は高度の進行癌であることが多いので，腹腔鏡操作は慎重に行い，それでも，手技が困難な場合には開腹術へ移行する．

[文献]

1) Cheynel N, et al：Trends in frequency and management of obstructing colorectal cancers in a well-defined population. Dis Colon Rectum 50：1568-1575, 2007
2) Tekkis PP, et al：The Association of Coloproctology of Great Britain and Ireland study of large bowel obstruction caused by colorectal cancer. Ann Surg 240：76-81, 2004
3) Anderson JH, et al：Elective versus emergency surgery for patients with colorectal cancer. Br J Surg 79：706-709, 1992

# One Point Advice

# 腹腔側からの剝離の限界
## 福井雄大・黒柳洋弥 [虎の門病院消化器外科]

◆ 肛門管周囲の解剖

　腹腔鏡下手術の発達に伴い，肛門管周囲の解剖理解が進み，より低位まで腹腔側から剝離することが可能となった．なるべく腹腔側から剝離することにより，器械吻合できる症例が増え，肛門機能の温存につながるだけでなく，ISR（intersphincteric resection）になった際にも肛門操作が容易になる．直腸壁の最外側には外縦筋（平滑筋）があり，肛門挙筋およびその尾側に連続する外肛門括約筋（横紋筋）と接している．つまり平滑筋と横紋筋の間を剝離していけば直腸壁を損傷することなく剝離することができる．ただし，前方および後方では平滑筋が厚く発達しており，それぞれperineal body，hiatal ligamentと呼ばれる．これらが剝離層をわかりにくくしているため，側方の剝離を先行するとよい．

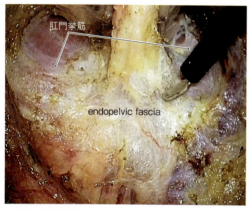

[図1] 肛門挙筋の露出
endopelvic fasciaをなるべく直腸側に付けて肛門挙筋を露出する．

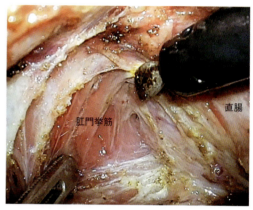

[図2] 肛門挙筋と直腸の剝離
肛門挙筋の筋束をしっかり確認し，直腸損傷を避ける．

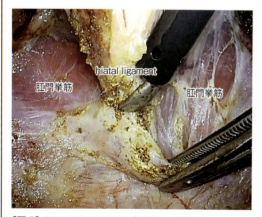

[図3] hiatal ligamentの切離
左右で肛門挙筋を確認しつつなるべく背側で切離する．

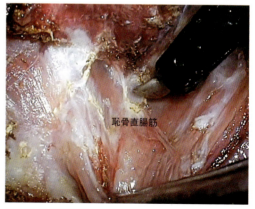

[図4] 恥骨直腸筋のsling
hiatal ligamentを通り抜けると恥骨直腸筋のslingが現れる．

◆ 側方の剥離

　直腸の後側方でendopelvic fasciaをなるべく直腸側につけるようにして切除することで肛門挙筋がはっきりと露出される（図1）．以降の操作は，常に肛門挙筋を意識しながら剥離を進めていくことがポイントとなるため，まず左右の後側方で肛門挙筋の筋束を必ず確認しておくことが重要である．肛門挙筋の筋束を見ながら側方で直腸との剥離を進めていく（図2）．

◆ 後方の剥離

　左右の側方で直腸と肛門挙筋の剥離を進めていくと，後方正中で肛門挙筋から直腸背側に伸びる平滑筋組織を認める（図3）．これがいわゆるhiatal ligamentであり，肛門管周囲剥離に際してはこれを切離する必要があるが，左右で肛門挙筋の筋束をみながら，なるべく背側で切離することで思わぬ直腸損傷を避けることができる．hiatal ligamentを切離すると直腸に巻きつく肛門挙筋（恥骨直腸筋のsling）を確認でき，再び直腸と肛門挙筋および外肛門括約筋との剥離を進めることができる（図4）．

◆ 前方の剥離

　直腸の前側方でDenonvilliers筋膜を完全切除しないように精嚢（女性では腟）をぼんやり露出していくことでNVB（neurovascular bundle）が温存しやすくなる．NVBと直腸の間は狭く剥離層を見つけるのが難しいが，側方で肛門挙筋が露出してあると剥離のエンドポイントがわかるので，これを頼りに少しずつNVBに沿って剥離を進めていく．肛門管レベルになると正中側では剥離層はなくなり，代わりに直腸壁から前方に立ち上がるような組織が認められるようになる（図5）．これがperineal bodyの上縁で，この組織を直腸壁から少しだけ離れたところで切離していく．男性で腹腔側からperineal bodyを完全に切離するのは，視野展開も含めて難しいが，ここでも側方で恥骨直腸筋と直腸の剥離を先行することで，前方でのperineal body切離がやりやすくなる．perineal bodyを完全に切離すると横紋筋が現れる．

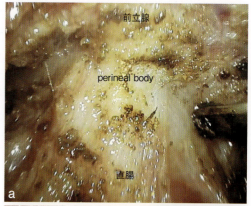
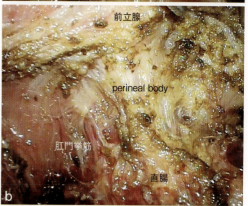
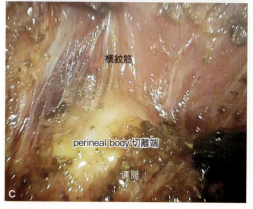

[図5] perineal body
a：perineal bodyの上縁
b：perineal bodyは直腸から少し離れたところで切離する．
c：perineal bodyを通り抜けると横紋筋が現れる．

# V. 下部直腸癌に対する剝離授動
## 3. 直腸切離におけるピットフォール・偶発症の対応

# ① distal marginが不十分な時

清松知充・渡邉聡明

東京大学腫瘍外科・血管外科

## 1. 確実なdistal marginの確保の必要性

下部直腸癌において肛門側の必要なdistal marginは大腸がん治療ガイドラインによれば2cmとされている[1]．断端が不足すれば局所再発のリスクを高めることになるため極力避けなくてはならないが，一方で過剰に切除した場合にはより低位の吻合になることで肛門機能の低下のリスクは高まる．特に肛門管に近い病変ではわずかでも残存直腸部分が多いことは重要であり，最善の策を講じて適切なdistal marginを確保するようにつとめる．こうしたなかで，万が一不足するときには追加の切除を検討することが必要である．

## 2. 肛門側の切離法の選択

### ①DST (double stapling technique) による切除・再建の限界

現在では下部直腸癌の多くの症例で，linear staplerで切離した後にDSTによる再建を行うことが可能となっており，まずはこれを基本としている．しかし肛門管近傍の非常に低位の症例の場合には肛門側への授動にはおのずと限界があり，ぎりぎりのところを無理にDSTにこだわってしまうと結果的にdistal marginが不足してしまうことになりうる．またstaplerを肛門側に押し込んでぎりぎりで切離するとしばしば肛門挙筋を巻き込んでstapleがかかり，術後の疼痛や縫合不全などの吻合トラブルも増えることにもつながる．このような状況はやはり極力避けることはいうま

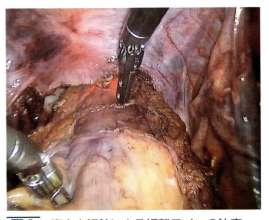

**図1** 術中内視鏡による切離ラインの決定
術中内視鏡検査にて腫瘍の下縁を確認し，鉗子で圧迫して十分なdistal marginを確保して直腸間膜処理および腸管切離ラインを決定する．

でもない．

**Point** DSTには限界があり，無理にこだわるとdistal marginの不足をきたす原因となる．

### ②経肛門的な肛門側直腸切除の適応

このような事態を避けるためには，肛門側への剝離をできる限り進めつつ，術中内視鏡検査を必要であれば繰り返し行うことが大切である（図1）．段階的に切離・吻合予定ラインと周囲の剝離の状況を確認していき，腹腔側からの切離と吻合を十分なdistal marginを保って行うことが困難と判断した場合には，躊躇なく経肛門的な切除と手縫いでのCAA (colo-anal anastomosis) による再建に切り換える．図2に示すようにDSTが適応となる部位とCAAが適応となる部位には

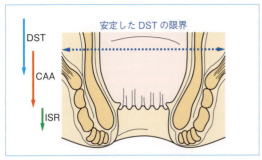

**図2** DSTが可能な部位の限界とCAAの適応領域の重なり

DSTは肛門管近傍レベルまで技術的には施行可能であるが，ぎりぎりでの切離はかなり不安定である．こういった部分では経肛門切除に切り替えてCAAで再建するほうがdistal margin確保の点からも吻合の安定性からも安全である．
DST: double stapling technique, CAA: co-lo-anal anastomosis, ISR: inter-sphincteric resection

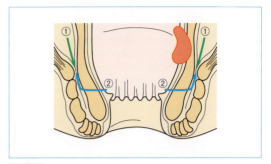

**図3** 経肛門的切除により十分なマージンを確保したCAA

DSTが困難なときには経肛門的な切除を行いCAAにて再建する．
①十分に肛門管内まで肛門挙筋および外肛門括約筋との剝離を進める．
②肛門内から適切なdistal marginを確保して断端を冠状縫合閉鎖し，粘膜層から筋層までを切開して括約筋間に至り，腹腔側からの剝離ラインにつなげる．

overlapがあり，無理をすればDSTができる領域もあるが，distal marginが確実に確保できる見込みがない場合にはCAAとする．経肛門的に肛門を展開して確認することで，直視下に十分なマージンを確保した確実な切離ラインを設定できる．

図3にその手技の概略を示すが，十分に腹腔側からの剝離を進めた後に(①)，経肛門的に腫瘍の肛門側で直腸を環状に二重に縫合閉鎖し，直腸内を洗浄した後に直腸を予定切離ラインで筋層まで切離する(②)．十分に腹腔内からの剝離が進んでいれば容易に内外括約筋間から腹腔内に至り直腸が切除される．やや手間がかかるが直視下で確認しているのでdistal marginの不足はほとんど起こらない．

**Point** DSTでもCAAでも対応可能な領域が存在する．経肛門的な切除を伴うCAAは適切なマージンを確保できる．

## 3. 断端の適切な評価方法

### ①適切な断端評価の必要性

distal marginの不足を判定して，追加切除を決断するのは術者にとっても患者にとっても非常に大きな負担を課すものである．したがって摘出された標本の取り扱いはきわめて慎重に行わなくてはならない．もし人為的な損傷が標本展開時に断端に加われば，もはやそれが術中に起こったものか標本の展開時に起こったものかの区別はつけられず判定困難となる．ここでは標本の適切な取扱いに基づく断端の評価法について述べる．

### ②linear staplerで切除された標本の評価方法

通常の腹腔鏡下低位前方切除術では腹腔内からlinear staplerを用いて直腸切離を行うが，まずこの標本の展開方法について述べる．断端は3列のstaplerが交互に並んで縫合閉鎖された状態となっている(図4)．これを無造作に切り取ってしまうとstaplerで縫合閉鎖された部分の長さだけdistal marginが短くなるうえに，真の断端の病理診断もできなくなる．また浮腫を伴った標本などでは周辺の多くの組織がstapler部分に引き込まれるように縫合されていることもあり，切離時に口側の粘膜面に切り込んでしまったりすると器械的損傷により断端評価は不能になってしまう．

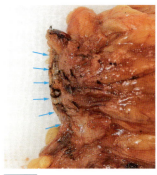
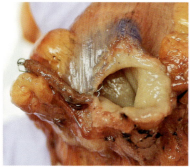
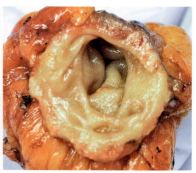

**図4** linear staplerで切離された直腸断端の写真
3列のstapleにて縫合固定されていることが確認できる.

**図5** staplerを一つずつ鉗子などにて抜去する
左：半分開放した状態．右：すべてstapleを除去した断端．均一な歪みのない断端となる．

したがってdistal marginに十分な余裕のある標本を除いては手間はかかるがstapleを丹念に除去して断端の状態を正確に把握する必要がある（図5）．こうすれば縫合ラインの角度にかかわらず均一な真の断端としての評価が可能となる．

**Point** linear staplerによる切離端の評価は断端を切り落とさず、stapleを一つ一つ用手的に抜去する．

③経肛門的に肛門側の直腸切除された標本の評価方法

DSTではなく経肛門的に肛門側の直腸切除をされた症例においては、断端は冠状縫合の縫合糸と場合によっては追加の結節縫合の縫合糸にて固定されている．これも糸を切るときに不用意に標本本体に切り込むと、distal marginの評価が困難になる．極力損傷が起こらないように注意して糸のみを切るようにする．あとは前項の標本と同様に腫瘍の対側で腸管を開いて展開する．こうしたうえでしっかりと進展させて断端の評価を行う．

**Point** 経肛門的な切除の断端は縫合糸の切離時に標本を損傷しないように注意する．

## 4. 追加切除の方法

①追加切除の重要性とその戦略

このように入念な断端の評価を行った上でdis-tal marginが不十分と判断した場合には追加切除を行う．直腸癌における肛門側断端は非常に重要なものであり、吻合部再発をきたした場合の予後への影響や過大切除に伴う機能障害などを考えると、不十分な場合にはともかく確実な切除を考える．手技の簡便さから腫瘍の局在に応じて図6のごとく残存直腸断端の右角のみを追加切除するような方法を考えたくなることもあろうが、これは避けるのがよい．このような手技は断端の形状もいびつになり吻合に悪影響が懸念されることもさることながら、その断端を正確に口側の標本に連続させて評価ができない以上、不確実といわざるをえないであろう．

**Point** 局所的な断端の追加切除はマージン確保として不確実であるために避けるのがよい．

②再度の全周性切離のための残存直腸の授動

一番確実なのはさらに肛門側へ残存直腸の剥離・授動を進めて、全周性に追加腸切除を行う方法である．残存直腸の断端を助手に把持させて腹側・背側および左右に振って展開してもらいながら、肛門管周囲までできるだけ剥離を進めていく．背側では尾骨直腸靱帯を切離し十分断端が腹側に挙上されるようにする．そのまま両側壁に進めて肛門挙筋と直腸との間を剥離し、前壁では前立腺や腟の背側を可能な限り剥離しておく．こう

① distal margin が不十分な時

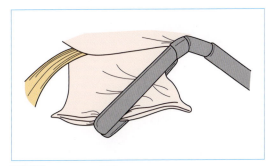

**図6** 残存直腸断端の右端のみを三角形に切り取るような追加切除

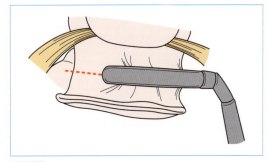

**図7** 追加切除の1発目のstaplerの挿入方向と2発目の予定切離ライン（点線）

して断端を全周性に十分に肛門管から剥離してから再切離を行う．linear staplerは60mmを用いて1回で全長にかけて切離するのが理想ではあるが，狭い骨盤内でかなり低位の直腸での再切離ともなると実際には困難なことがほとんどであろう．

**Point** 確実に全周性に追加腸切除を行う．できる限り肛門間内まで直腸授動を進める．

### ③再切離におけるlinear staplerのかけ方のコツ

このような場合には45mmのstaplerを用いて2回に分けて切離するのがよい．この際には断端のstaple lineからの距離を視認しつつ，腸鉗子または剥離子などを用いてピオクタニンで切除ラインのマーキングを行う．こうしておいて2回のstaplerがずれることなく連続してかけることが重要である（図7）．特に2発目のstaplerには注意が必要である．1発目がかかり直腸が半分切離されると左奥が引き出されて視野が良くなる．この際にあらためて確認してみると残った左側からやや後壁にかけての直腸の剥離が不十分であることがあり，このまま切離しようとすると十分にstaplerのJoeが入りきらず，相対的に切離ラインが手前になってしまい左側のdistal marginが短くなってしまう可能性がありうる．このような場合にはさらに左側の授動を追加し，確実に前回の断端にマージンを加えて全周性に再切除がなされるように心がける（図8）．もちろん追加標本についてもstaplerを一つ一つ抜去したうえで，位置関係をおおむね合わせて初回の切除標本に並べ

るようにして評価する．

**Point** 骨盤深部でstaplerを2回用いるときは断端の左後壁を十分に剥離し2発目を直線的に挿入する．

### ④通常の直腸断端の牽引のみでは剥離できない深部の剥離のコツ

肛門管における外肛門括約筋の厚い男性の症例などでは，前述のような直腸断端の単純な牽引だけでは十分な展開と剥離が行えないことがある．また一度かなり低位で直腸が切離されてしまった後の状態では，そこには肛門管内にやや引っ込んだ断端しか存在しておらず，助手は前項のように直腸を牽引して展開することができなくなってしまう（図9）．基本的には直腸周囲については術者が一人で剥離を進めるしかない．しかも断端は術者にとっても把持は困難なことが多い．このような場合には，circular stapler（肛門管内では25mmを用いることが多い）の本体を経肛門的に助手に慎重に挿入させて，断端に均等な円筒状のtensionがかかるようにするのが有効である．図9と同症例において本体を挿入して軽くtensionをかけた状態が図10である．この状況でシャフトを左右に軽く振ってもらうと，図11のように適切なカウンタートラクションがかかり，術者が対側の肛門挙筋や外括約筋を把持して展開することで全周性に肛門管内への剥離が進んでいく．特にstaplerの左背側の端は図12のように肛門挙筋にしばしばかかっているのできっちりと直腸の

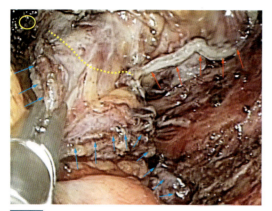

**図8** 追加切除の1発目のstapler（赤矢印）が終了した時点の図

確実に初回の直腸切除の断端（青矢印）からマージンを確保して切除できるように，まず左後壁（黄丸）を十分に剥離しておく．そうすると2発目のstaplerを直線的に予定ライン（黄点線）にかけられる．

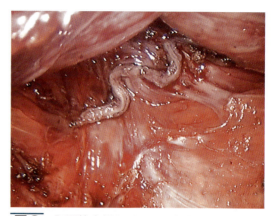

**図9** 肛門管上縁レベルでの切離直後の図

直腸周囲の肛門挙筋がstaplerに引き込まれている．

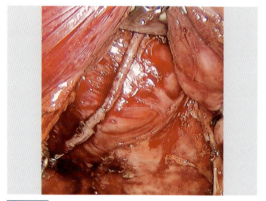

**図10** 経肛門的にcircular staplerの本体を挿入して愛護的に圧力をかけたところ

肛門挙筋の引き込まれている様子や直腸の境界が明瞭になる．

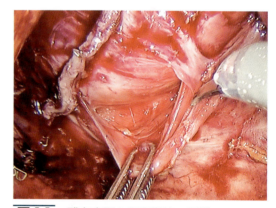

**図11** 残存直腸と肛門挙筋の剥離

直腸断端に挿入したcircular staplerの本体のヘッドを腹側に傾けることでカウンタートラクションがかかる．肛門挙筋を対側に展開することで直腸周囲の剥離が容易になる．

境界を見極めたうえで，丁寧にこれを剥離しておく必要がある．こうしてある程度まで円筒状に剥離が進められるようであれば前項の要領で再度linear staplerをかけることができるようになるであろう．

**Point** 肛門管上縁レベルの断端の剥離では経肛門的にcircular staplerのシャフトを挿入しカウンタートラクションをかける．

#### ⑤経肛門的切除による追加腸切除

もしこのようにして剥離を進めても，再度linear staplerで追加切除するのが困難な場合には，経肛門的に断端の追加切除を行う．経肛門的にリトラクターなどを用いて肛門を展開し，残存直腸

① distal marginが不十分な時

# Knack & Pitfalls

》正確な断端評価を行うには標本の肛側断端部を切除せずstapleをすべて抜去する.
》circular stapler本体を肛門から挿入し断端に均等なtensionをかけて周辺から剥離する.
》再DSTにこだわらず必要時にはCAAを用いて最適な追加マージンを確保する.

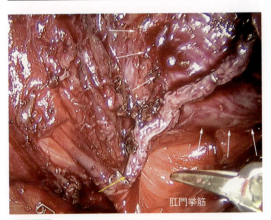

**図12** stapleに巻き込まれた肛門挙筋

circular staplerの本体によって円筒状のtensionが直腸断端にかかり直腸の境界(白矢印)が明瞭になる.左側後壁寄りでは肛門挙筋はしばしばstapleに引き込まれているのでこれを十分に剥離しておく.

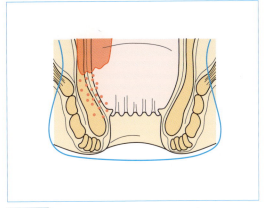

**図13** びまん性に浸潤した直腸癌

断端確保が困難であれば無理をせず直腸切断術を選択する.

内を観察する.歯状線からの距離を確認し,断端から必要な追加のdistal marginを確保して切離ラインをマーキングする.場合によっては歯状線レベルとなりpartial ISRの形になるであろう.いずれにしても断端から必要なdistal marginを全周性に均等に確保することが重要である.全周性に粘膜から粘膜下層,および内肛門括約筋層までを切開すると内外括約筋間に至り,特に後壁から側壁にかけてはほどなく腹腔内に抜けるであろう.最後に前側壁から前壁に剥離を進めて前立腺や腟との境界を剥離して追加標本を摘出する.再建はCAAで行う.摘出した断端は前項と同様に口側のlinear staplerを抜いて展開し,追加標本として並べて病理診断に提出する.

**Point** 再度のDSTが困難であれば無理せずに経肛門的な追加切除で十分なマージンを確保する.

### ⑥distal marginがどうしても確保できない場合

通常は術前診断で低位前方切除術を予定されていた患者において,最終的に肛門温存手術が不可能になるような状況はきわめて少ない.しかしびまん浸潤型の直腸癌などの特殊な症例においては肛門側への進展が肉眼的には確認できない範囲に広がっていることがあり,このような場合にはdistal marginの確保が困難である.かなり低位での切除を行っても肉眼的に,または断端の迅速診断にて癌の広がりが否定できない場合には腫瘍制御の観点からも十分な周辺を含んだマージンを確保することを目的として直腸切断術に切り替える(図13).

**Point** 肛門側進展が強くdistal marginが十分に確保できない腫瘍では,肛門温存を断念し直腸切断術に切り替える.

[文献]

1) 大腸癌研究会編:大腸癌治療ガイドライン,医師用2014年版,金原出版,東京,2014

# V. 下部直腸癌に対する剥離授動

## 3. 直腸切離におけるピットフォール・偶発症の対応

# ② leak test 陽性への対応

山口智弘・絹笠祐介

静岡県立静岡がんセンター大腸外科

## 1. リークテストの目的

リークテストは，吻合が不完全な部位を術中に同定することができ，同部位を縫合することで縫合不全の発症を防止できる可能性がある．しかし，リークテストの有効性に関しては後ろ向きの報告がほとんどで十分なエビデンスは未だない[1]．前向きな検討としては，Beardら[2]が無作為にリークテスト施行群（73例）と非施行群（70例）に分け報告している．その結果，clinical leakはリークテスト施行群4.1％，リークテスト非施行群14.3％（p＝0.043）で有意に施行群が少なかった．結論は，リークテストを行い陽性部位を補強することで縫合不全発症を減少させると報告している．

**Point** リークテストは，不完全な吻合部位を術中に同定し補強することが目的．

## 2. リークテストの方法

腸管吻合終了後，骨盤腔に生理食塩水を満たして，吻合部口側腸管をクランプする（図1）．経肛門的にバルーンつきカテーテルを用いて，直腸内に空気を注入する（図2）．注入する圧は30cmH$_2$O程度必要とする報告もあるが，われわれは腸管が十分に拡張した時点で判定している．判定は，腹腔側からエアバルブの有無をチェックし，バルブが出てきた場合をリークテスト陽性，出てこなかった場合を陰性と判定する．経肛門的に内視鏡を挿入して空気を注入する方法も報告されている．staple lineの連続性を直視下に確認することや吻合部出血の有無を同時に確認できるというメリットがある．

**Point** 経肛門的にバルーンつきカテーテルを用いて，直腸内に空気を注入する．

## 3. リークテスト陽性時の対応

リークテスト陽性の場合は，エアバルブを認めた部位を中心に，3-0吸収糸で全層結節縫合を1～3針行い補強する（図3）．そのほか，4-0吸収糸や，前壁側を半周補強する方法や，漿膜筋層結節縫合で行う方法も報告されている．再度リークテストを行い，陰性であれば当科ではcovering stomaは造設していない．肛門管近傍での吻合や狭骨盤のために鏡視下での縫合が困難な場合のみcovering stomaを造設している．リークテスト陽性であっても補強を行えば縫合不全を予防可能と考える．ただし，低位前方切除術の場合は，基本的に経肛門ドレーンを全例に挿入している．

最後に自験例のデータを示す（図4）．2010年から2015年に直腸癌に対して腹腔鏡下低位前方切除術（ロボット手術を含む）を施行した402例を検討した．縫合不全発症は10例（2.5％）であった．リークテストを施行した364例のうち，リークテスト陽性は63例（17.3％）で，エアバルブを認めた部位を中心に補強を行い再度施行したリークテストで陰性を確認できた50例は，covering stomaを造設しなかった．リークテスト陽性63例の縫合不全発症は2例（3.2％）であった．当科では吻合をDST（double stapling technique）にて行うため，circular staplerとlinear staplerの

# Knack & Pitfalls

>>> 経肛門的にバルーンつきカテーテルを用いて，直腸内に空気を注入する．
>>> エアバルブを認めた部位を，1～3針全層結節縫合を行い補強する．
>>> リークテスト陽性であっても補強することで縫合不全を予防可能である．

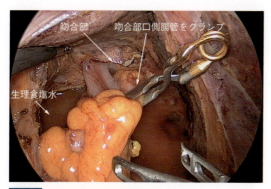

**図1** 吻合部口側腸管のクランプ
骨盤腔に生理食塩水を満たし，吻合部口側腸管を腸鉗子などでクランプする．

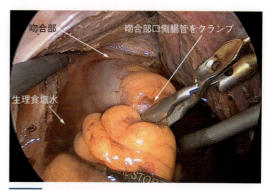

**図2** 経肛門的にカテーテル挿入
腹腔側から吻合部周囲より排出されるエアバルブの有無をチェックする．

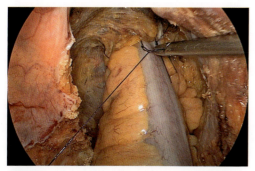

**図3** リークテスト陽性の場合の対処法
エアバルブを認めた部位を中心に，3-0吸収糸で全層結節縫合を1～3針行う．

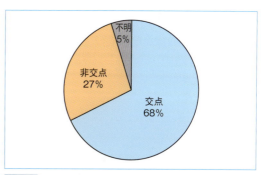

**図4** リークテスト陽性部位
自験例ではcircular staplerとlinear staplerとの交点が68％と最も多かった．

交点が存在する．そこでリークテスト陽性であった部位について検討を行ったところ，交点43例(68.3％)，非交点17例(27.0％)，不明3例(4.8％)という結果で交点が最も多かった．以上より，リークテスト陽性でも，陽性部位を確実に補強し，再度行ったリークテストが陰性であれば，必ずしも縫合不全発症割合が増加するわけではないと考える．

**Point** エアバルブを認めた部位を，1～3針全層結節縫合を行い補強する．

[文献]

1) Beard JD, et al：Intraoperative air testing of colorectal anastomoses：a prospective, randomized trial. Br J Surg 77：1095-1097, 1990
2) Daams F, et al：Prediction and diagnosis of colorectal anastomotic leakage：A systematic review of literature. World J Gastrointest Surg 6：14-26, 2014

## One Point Advice

# DSTとISRのdecision making

伊藤雅昭 ［国立がん研究センター東病院大腸外科］

◆ DST

DSTを行ううえで最も問題となる手技は，腫瘍の肛門側をリニアカッターで切離する局面である．特に腫瘍が低位にある場合や，男性の狭骨盤症例では直腸切離がうまくコントロールされないことがある．その場合，直腸切離に複数回のstaplerの使用を余儀なくされ，結果としてそれが縫合不全のリスク因子となることも報告されている[1]．右下腹部からのポートを介したリニアカッターによる切離は，腫瘍の局在や骨盤の狭さなどにより，時に煩雑になり結果としてmultiple firingになる．低位直腸癌でmultiple firingを回避するためには恥骨上や正中に寄った下腹部からの縦方向の直腸切離が有用なことが多い．さらに根治性の観点においても，煩雑な直腸切離は，腫瘍の肛門側マージン（distal margin）を十分確保できずに根治性に懸念を生ずる．このようにDST再建は，根治性や合併症発生の観点から安全に行うことができる場合に適応されるべきである．

◆ ISR

一方，ISRはDST再建が難しい肛門に近い直腸癌，具体的には腫瘍下縁が肛門縁（anal verge：AV）から5cm以内の腫瘍に対して行われてきた．ISR後の再建方法は，「口側腸管と肛門管との手縫い吻合」CAA（coloanal anastomosis）である．ISRにおける最大のメリットは，腫瘍を肉眼的に確認しながら腫瘍肛門側を切離することである．ゆえに，distal marginはDST再建に比べて確実に確保できる．

逆にISRのデメリットは，吻合部腸管の解放により腫瘍学的あるいは細菌学的汚染の可能性があること，手縫い吻合自体の煩わしさ，あるいは腸管内圧が加わった時に縫合部がDSTに比べてタイトでない，などがある．DST再建と手縫い吻合再建におけるポイントを表1にまとめた．

◆ まとめ

一般的には基本的再建方法はDSTであり，短時間に施行可能で，腸管内腔の開放もないことの臨床的メリットは大きい．しかし，手技的あるいは腫瘍学的安全性に一定の懸念を生じる場合，具体的には腫瘍からdistal marginを2cm確保できないことが予測される症例，切離線が直線的にならない症例あるいは3回以上のmultiple firingが強く予測される症例では手縫い吻合による再建方法は極めて有用な治療選択である．

［文献］

1) Ito M, et al：Relationship between multiple numbers of stapler firings during rectal division and anastomotic leakage after laparoscopic rectal resection. Int J Colorectal Dis 23：703-707, 2008

［表1］内視鏡下直腸癌手術におけるDSTとISR

| 比較項目 | DST再建（LAR） | 手縫い再建 |
| --- | --- | --- |
| 標準治療か否か | 標準的 | 標準的とはいえない |
| 簡便さ | 比較的簡便 | やや煩雑 |
| 腸管内の開放 | なし | あり |
| 感染・汚染 | 少ない | 起こりうる |
| 腫瘍位置の確認 | できないことがある | できる |
| distal margin | 時に十分なマージンを確保できない | 十分確保できる |
| 切離ライン | 時に斜めあるいはジグザグ | 理想的な直線的切離 |
| 主たる適応範囲 | RS/Ra/Rbの一部 | 肛門管に近いRb/P |
| 吻合完成後の耐圧 | 十分な耐圧 | 針糸の間のもれがありうる |
| 経済性 | 高価 | 比較的安価 |

# Ⅵ. 側方郭清
―#283に1.5 cm大のリンパ節腫大ありを想定―

# Ⅵ. 側方郭清

## 1. 手術操作手順

秋吉高志
がん研有明病院大腸外科

### 1. 画像診断

術前のCTとMRIで腫大リンパ節の部位を立体的に十分に把握しておく（図1）．当院では側方リンパ節転移が疑われる症例には術前放射線化学療法を施行している[1,2]．郭清範囲は内外腸骨動脈分岐部より尾側としており，総腸骨リンパ節（#273）の郭清は画像診断で腫大リンパ節が認められない限り省略している[3,4]．

### 2. ポート位置（図2）

直腸間膜全切除（TME）に用いたポート（5ポート）をそのまま用いる．術者は左側方郭清の場合そのまま右側から行うが，右側方郭清の場合原則として左側に移動して行っている．しかし骨盤深部の右263郭清は右側から行った方がやりやすい場合もある．

### 3. 手術操作手順

①尿管下腹神経前筋膜の剥離（図3）

尿管と下腹神経前筋膜を1枚の衝立状に剥離する．尿管は十分に膀胱側まで剥離し，温存すべき骨盤神経叢も下膀胱動静脈末梢側が確認できるあたりまで十分に尾側まで剥離しておく．この操作により自律神経が温存される．#263リンパ節が骨盤神経叢や神経血管束に浸潤している場合は，自律神経をen blocに合併切除する．尿管にテーピングし内側に牽引する．

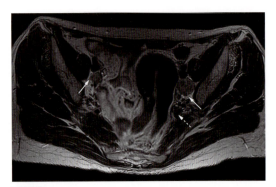

図1　MRI
左右の283（白矢印）と左263（点線）に腫大リンパ節を認める．

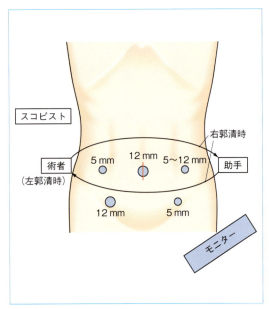

図2　ポート位置

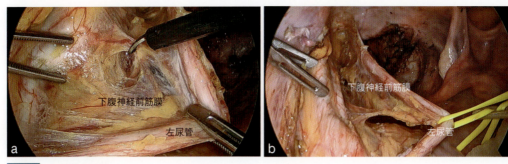

**図3** 内枠の剝離
a：術者が尿管を内側に牽引し，下腹神経前筋膜を郭清組織から剝離する．
b：十分に尾側まで剝離する．

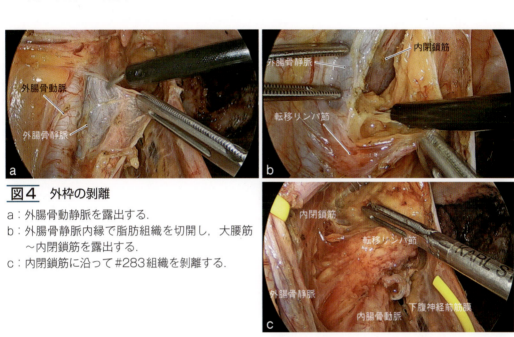

**図4** 外枠の剝離
a：外腸骨動静脈を露出する．
b：外腸骨静脈内縁で脂肪組織を切開し，大腰筋〜内閉鎖筋を露出する．
c：内閉鎖筋に沿って#283組織を剝離する．

②外腸骨動静脈の露出（図4）

郭清の外枠として，外腸骨動静脈を露出する．外腸骨静脈露出後，外腸骨静脈内側縁に沿って脂肪を切開すると，大腰筋〜内閉鎖筋が露出する．郭清組織を大腰筋〜内閉鎖筋に沿って剝離する．小血管が横切っていることがあるが，超音波凝固切開装置で丁寧に止血しながら剝離を進める．外腸骨動脈が蛇行している場合は外腸骨動脈にテーピングし牽引すると視野の確保が容易となる．

③臍動脈外側の剝離（図5）

臍動脈を術者が内側に牽引し，臍動脈の外側の膀胱下腹筋膜に沿って#283組織を剝離する．膀胱下腹筋膜は臍動脈を頭側縁とし，上下膀胱動静脈を含む，内腸骨動脈と膀胱を結ぶ膀胱間膜のような結合組織と考えると理解しやすい．郭清すべき#283組織と膀胱下腹筋膜の間には疎な層が認められ，膀胱下腹筋膜に沿って剝離することで#283組織と膀胱の境界に自然と入っていくことができる．剝離を膀胱に沿って進めると，先述の

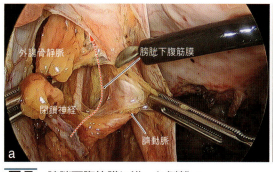
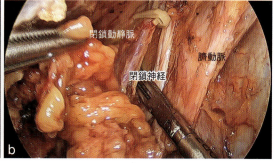

**図5** 膀胱下腹筋膜に沿った剥離
a：膀胱下腹筋膜に沿って#283組織を剥離する（点線）．
b：末梢側で閉鎖神経を確認し，閉鎖動静脈を切離する．

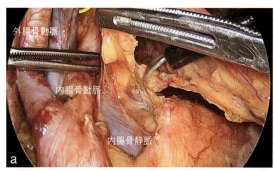
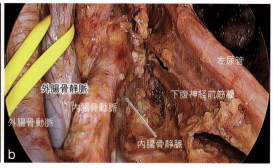

**図6** 内腸骨動静脈内側の郭清
a：下腹神経前筋膜，内腸骨静脈，仙骨に囲まれた領域を郭清する．b：郭清終了後．

内閉鎖筋に沿った外側からの剥離とが閉鎖神経・閉鎖動静脈の末梢側に収束していく．ここで閉鎖神経の末梢側を確認温存し，閉鎖動静脈の末梢側を切離する．

④**内腸骨動静脈内側の郭清**（図6）

内側は下腹神経前筋膜，外側は内腸骨動静脈，背側は仙骨に囲まれた領域（263P）を郭清する．同部に含まれる郭清組織はわずかであることも多く，画像上明らかでなければサンプリング程度でもよいかもしれない．内腸骨動静脈を合併切除する場合は，この時に内腸骨静脈内側表面を露出しておく．

⑤**閉鎖神経の温存**（図7）

郭清の背側面としての仙骨神経叢を露出するが，静脈の走行によっては確認しづらい場合もある．閉鎖神経沿いに郭清脂肪組織を切離し，全長にわたって閉鎖神経を#283組織より剥離する．閉鎖動静脈の中枢側は確認できた時点で切離する．図7の症例では転移リンパ節（#283）が閉鎖神経に浸潤していたため，閉鎖神経は合併切除した．閉鎖神経末梢側の温存後，郭清の最深部として肛門挙筋筋膜を露出する（図8）．

⑥**内腸骨動静脈の露出・処理**（図9）

内腸骨動脈と，その背側にある内腸骨静脈表面を露出する．内腸骨リンパ節（#263）が内腸骨動脈本幹と一塊になっている場合は，無理に剥離せず内腸骨動脈を臍動脈の中枢あるいはやや末梢側で切離する．内腸骨動脈本幹の温存が可能な場合

1．手術操作手順

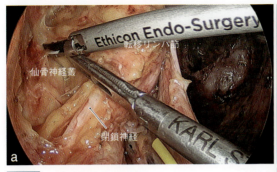
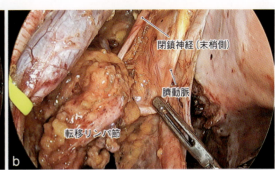
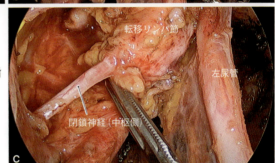

**図7** 閉鎖神経の温存
a：背側で仙骨神経叢を露出する．
b：末梢側で閉鎖神経を確認する．
c：中枢側で閉鎖神経を露出し，閉鎖神経に沿って脂肪組織を切離し閉鎖神経を温存する．

は，枝（臍動脈および下膀胱動脈）を根部で切離する．両側の側方郭清を行う場合は，少なくとも片側の上膀胱動脈あるいは下膀胱動脈のうち1本は温存する．

⑦下膀胱動静脈末梢側の処理（図10）

臍動脈を切離した場合は臍動脈末梢側を腹壁よりで切離する．下膀胱動静脈の末梢側を膀胱流入部で切離する．症例にもよるが2〜3本処理が必要なことが多い．下膀胱動静脈周囲が最も転移リンパ節が多く認められる部位でもあり，転移が疑わしい場合は下膀胱動静脈を切離した方がきれいに郭清できる．下膀胱動静脈末梢側をすべて切離すると，郭清の内側縁（下腹神経前筋膜〜膀胱）と郭清すべき組織が完全に遊離される．

⑧内腸骨静脈の処理（図11）

内腸骨動脈と同様に，転移リンパ節が内腸骨静脈と一塊になっている場合は内腸骨静脈を合併切除するが，内腸骨静脈表面を露出しながら，分枝する下膀胱静脈のみを切離することで十分な症例

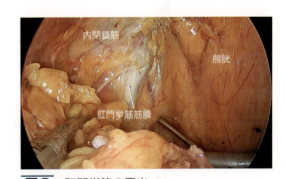

**図8** 肛門挙筋の露出
郭清の底部で肛門挙筋筋膜を露出する．

も多い．内腸骨静脈を切離する場合は背側の仙骨神経叢から流入する下殿静脈を引き抜かないように，下殿静脈を超音波凝固切開装置やクリップでしっかりと処理する．最後に内腸骨動脈末梢側（内陰部動脈）を切離し，263/283を一塊として切除する（図12）．右側は上下膀胱動脈を温存して郭清した（図13）．

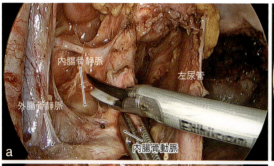
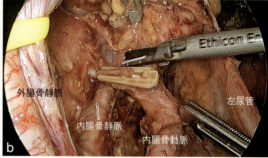
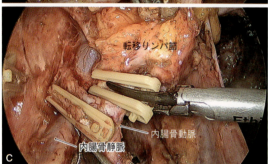

**図9** 内腸骨動静脈の露出
a：内腸骨動静脈表面を露出する．
b：背側の内腸骨静脈から内腸骨動脈本幹を剝離する．
c：内腸骨動脈を（本症例では臍動脈の中枢で）切離する．

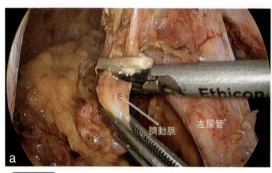
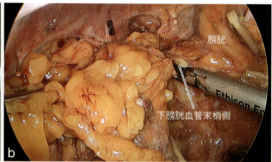

**図10** 下膀胱動静脈末梢側の切離
a：臍動脈を末梢側で切離する．
b：下膀胱動静脈の末梢側を膀胱流入部で切離する．

[文献]

1) Akiyoshi T, et al：Selective lateral pelvic lymph node dissection in patients with advanced low rectal cancer treated with preoperative chemoradiotherapy based on pretreatment imaging. Ann Surg Oncol 21：189-196, 2014
2) Akiyoshi T, et al：Indications for lateral pelvic lymph node dissection based on magnetic resonance imaging before and after preoperative chemoradiotherapy in patients with advanced low-rectal cancer. Ann Surg Oncol 22（Suppl 3）：614-620, 2015
3) Akiyoshi T：Technical feasibility of laparoscopic extended surgery beyond total mesorectal excision for primary or recurrent rectal cancer. World J Gastroenterol 22：718-726, 2016
4) 秋吉高志ほか：側方リンパ節郭清. 消化器外科 38：1661-1669, 2015

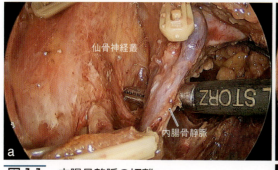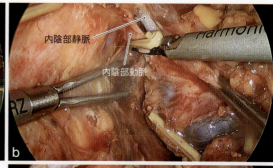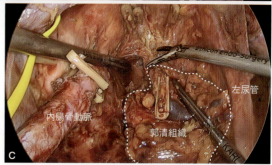

図11 内腸骨静脈の切離
a：内腸骨静脈中枢側を切離する．
b：内陰部動脈や下殿静脈を処理する．
c：#263および#283組織を一塊として郭清する．

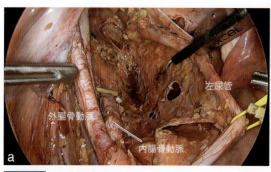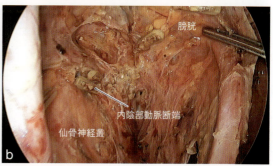

図12 郭清終了後
a：遠景図
b：近接図

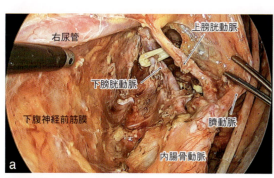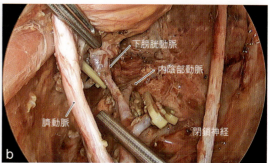

図13 対側の側方郭清終了後
a：遠景図
b：近接図

# Ⅵ. 側方郭清
## 2. 剥離におけるコツ・工夫

# ① 閉鎖神経確認・温存のコツ

濱田　円

関西医科大学消化管外科

## 1. 体位およびトロカールの配置

　体位はレビテーターを用いた砕石位で頭低位，右下斜位で行う．

　トロカールは臍下，両側腹部上下に12mmトロカールを留置する．郭清は直腸摘出後，括約筋温存術においては消化管再建前に行う．術者は原則として，郭清側反対側に立ち，臍下および両側上下腹部12mmトロカール合計5本を長方形に配置して手術を行う．スコピストは術者側に立ち，左右の上腹部トロカールを使用する．第一助手は術者反対側に立ち，助手側上下腹部2本のトロカールを使用する．エネルギーデバイスは主に超音波凝固切開装置（USAD），SonoSurg（Olympus Medical Corporation）を用いている．

**Point** 郭清領域によっては術者の立ち位置を変えると手技がやりやすくなる．

## 2. #283の郭清

　#283リンパ節は外腸骨動脈と内腸骨動脈をそれぞれ外内側縁とし，頭側は両動脈の分岐部，背側は内閉鎖筋，尾側は膀胱下腹筋膜で囲まれた領域と考えられる．ただし，#283と#263リンパ節間に明確な境界はないため，#263リンパ節を完全に分離して#283リンパ節を単独で郭清することはできない．閉鎖神経は，この#283リンパ組織を含む腹膜下筋膜の中を貫いて走行しており，郭清組織を観音開きにして全貌を捉える必要がある．

①郭清領域外側

　尿管を膀胱流入部まで可及的に骨盤内で露出しtapingしておく．総腸骨動脈表面の腹膜切開を外腸骨動脈に向かって進め，内外腸骨動脈の分岐部から動脈周囲に存在するリンパ節を脂肪組織とともに外腸骨静脈表面が露出するまで内側に向けてavascular planeの剥離を行う．デバイスはUSADを用いて薄く少量の組織をtissue padを血管側において行う．

　動脈硬化が強く血管の蛇行がみられる時などは外腸骨動静脈のtapingが有用であるが，血栓形成を防止するために過度の牽引を避ける．tapingされた静脈を助手の右手鉗子により外側に牽引し，膀胱左側の腹膜を助手の左手鉗子で尾側へ牽引すると，外腸骨静脈から内閉鎖筋に向かってavascular planeを求めることができる．郭清組織と血管との間を中枢から末梢へ向かって薄く剥離し，リンパ組織を内側へ牽引しつつ剥離を行うと静脈背側へと無理なく郭清が進み，内閉鎖筋が露出される（図2a）．微小血管が内閉鎖筋との間に介在するが電気メスなどで容易に止血される．body mass index（BMI）が小さい症例ではさらに内側へ郭清を進めると，部分的に閉鎖神経が露出されることがあるが，通常は郭清組織の中に埋没しており，不明瞭であることも多い．

　外側から内閉鎖筋を露出しつつ内側へ向かうと，尾側では閉鎖孔の近傍で閉鎖神経に近づくため，内側への剥離が困難になる．同様に頭側では内外腸骨静脈分岐部近傍でそれ以上の内閉鎖筋表面からの剥離が困難となる．腫大した#283リン

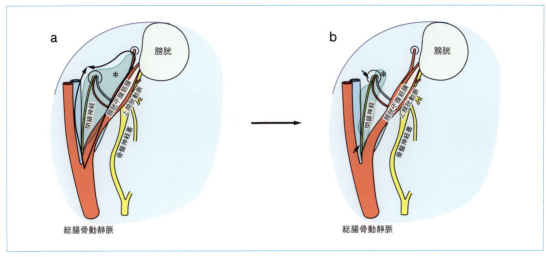

**図1** #283リンパ節郭清と閉鎖神経の確認

a：#283リンパ節郭清領域（*）．外腸骨動脈と内腸骨動脈をそれぞれ外内側縁とし，頭側は両動脈の分岐部，背側は内閉鎖筋筋膜，尾側は膀胱下腹筋膜で囲まれた領域と考え，内外側から閉鎖神経を挟むように郭清する．

b：閉鎖神経の露出．内外腸骨静脈分岐部あるいは閉鎖孔周辺は閉鎖神経の可動性が制限されるため，特に腹外側から同定しやすいことが多い．

パ節が閉鎖神経外側にみられれば，この操作で取り残されることはない．

### ②郭清領域内側

助手の鉗子でtapingされた尿管を内側へ牽引すると膀胱下腹筋膜が同定される．上膀胱動脈の露出は比較的容易であり，vessel tapeでtaping後助手の鉗子で内側へ向けて牽引すると，#283リンパ組織を含む郭清組織と膀胱下腹筋膜との間に明らかなavascular planeが求められる（図2b）．これは郭清領域尾側において内閉鎖筋表面との境界へと容易に連続され，内側尾側縁の郭清境界となるため，外側に向けてリンパ組織を郭清することができる．しかし，内腸骨血管周囲に近づくと膀胱下腹筋膜との間に剝離境界がなくなる．内腸骨血管の外側で分離して内閉鎖筋表面を確認し外側に向けて郭清を行う．

**Point** 郭清領域の内外側，背側のavascular planeを正確に捉えながら行うと，スムーズな郭清ができる．

## 3. 閉鎖神経の露出

閉鎖神経を同定するためには，前述の郭清リンパ組織を観音開きにして行うが，内外腸骨動静脈の分岐部と閉鎖孔周辺を頭側尾側の郭清境界として，神経周囲にリンパ組織が集約される形となるため表面から神経の走行と平行に少量ずつ郭清組織を切離すると閉鎖神経がいずれの場所でも剖出可能である．しかし内外腸骨静脈分岐部あるいは閉鎖孔周辺は閉鎖神経の可動性が制限されるため同定しやすいことが多い．

### ①内外腸骨血管分岐部からの同定

内外腸骨血管分岐部では外側から内側頭側に向けて郭清組織を牽引しつつ，鈍的に剝離すると内外腸骨静脈分岐部背側から伸びる閉鎖神経が露出される（図2c）．閉鎖動静脈の枝はvariationがあるが，膀胱下腹筋膜より外側に向けてリンパ組織を郭清する過程で分枝が確認されることが多く，閉鎖神経同様に血管に沿って観音開きに郭清組織

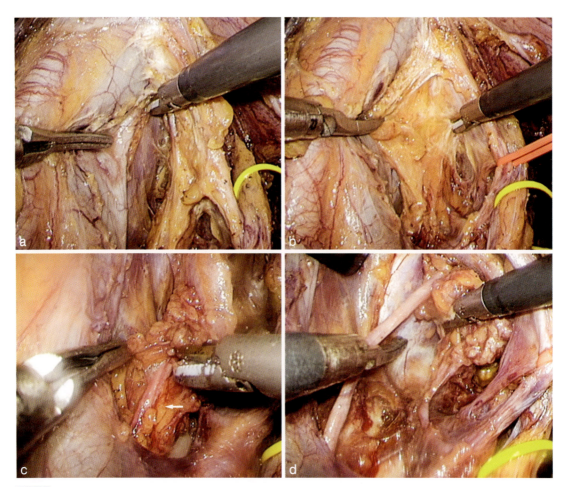

**図2** #283リンパ節郭清と内外腸骨血管分岐部での閉鎖神経の確認
a：外腸骨動静脈から内側への郭清．内閉鎖筋が露出され，郭清リンパ節が閉鎖神経へ集約される．
b：膀胱下腹筋膜と郭清リンパ節の間のavascular planeの剝離．内外側から閉鎖神経を挟むように郭清する．
c：内外腸骨血管分岐部では内外腸骨静脈分岐部背側から伸びる閉鎖神経が，外側から露出される（矢印）．
d：#283/#263リンパ節の境界はないため，閉鎖神経を郭清範囲全長にわたり露出，分離し内閉鎖筋と内腸骨血管を露出すると腫大したリンパ節を含む郭清領域がen blocに郭清される．

を切離すれば温存され，閉鎖孔に流入していくことがわかる．しかしこれらの血管によって郭清が著しく支障をうける場合は，切離する（図2d）．

②閉鎖孔周辺からの同定
　閉鎖神経を含む郭清組織を頭側に牽引し内閉鎖筋よりさらに剝離すると，腹側外側または腹側内側から閉鎖神経を確認することができる（図3a〜d）．同時に閉鎖動静脈も閉鎖孔に向けて伴走することがわかる．閉鎖神経に沿って観音開きに郭清組織を切離していくと，閉鎖動静脈の走行が確認できるが，①同様，温存が困難であればこだわらずに切離する．

**Point** 内外側からのavascular planeを指標として郭清すればリンパ組織が閉鎖神経周囲に集約され神経が同定される．

①閉鎖神経確認・温存のコツ

## Knack & Pitfalls

>>> #283リンパ節郭清では，外縁を外腸骨静脈，内縁を膀胱下腹筋膜，背面を内閉鎖筋とするとavascular planeの剥離で郭清リンパ節が閉鎖神経周囲に集約される．閉鎖孔周辺，内外腸骨静脈分岐部外側で閉鎖神経が同定しやすい．

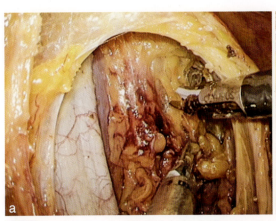 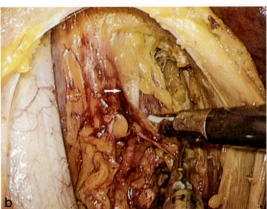

**図3** #283リンパ節郭清と閉鎖孔周辺での閉鎖神経の確認
a, b：左側郭清
閉鎖孔近傍で閉鎖神経が腹側内側（a）から露出されている．

### 4. 閉鎖神経の同定と#283腫大リンパ節の郭清

　術前診断で閉鎖神経内側のリンパ節が腫大している場合，#283/#263リンパ節の境界はないため，閉鎖神経を郭清範囲全長にわたり露出，分離したしたのちにさらに内閉鎖筋を内側に向けて露出し，内腸骨血管を露出すると腫大したリンパ節が郭清領域に含まれる．しかし内陰部動脈がアルコック管に流入していく近傍での#263D郭清の明確な境界はなく，脂肪組織の性質が若干異なり，牽引によって容易に分断されるためen blocに郭清することが困難なことが多い．

### おわりに

　閉鎖神経は，大腿内側面の皮膚の知覚神経，股関節を構成する内転筋を支配しており，腫瘍浸潤がみられない限り温存が望まれる．閉鎖神経を露出温存する手技は，腫大したリンパ節をen blocに摘出しようとする際に重要になる．特に#283/#263境界領域の腫大リンパ節を郭清する場合，外側からの閉鎖神経露出を優先させ，郭清組織から分離後，内腸骨血管を露出しつつ郭清を行うとen blocの郭清が可能となる．

[文献]
1) 大腸癌研究会編：大腸癌治療ガイドライン医師用2009年版，金原出版，東京，2010
2) 佐藤達夫：骨盤内筋膜の局所解剖学．医学のあゆみ 116：C234-C247，1981
3) 高橋　孝：大腸癌根治術のための解剖学的基盤．消化器外科17：1623-1627，1994．18：766-776，1995

# Ⅵ. 側方郭清
## 2. 剥離におけるコツ・工夫

## ② #263D 郭清範囲

大田 貢由

横浜市立大学附属市民総合医療センター消化器病センター

### 1. 内腸骨血管の走行

内腸骨動脈は仙腸関節の高さにある総腸骨動脈の分岐部から大坐骨孔の上縁までの血管を指し，最末梢では内陰部動脈となり梨状筋下孔から骨盤腔外に向かう．また内腸骨動脈は臓側枝と壁側枝を分枝しており，臓側枝の一部が直腸に到達している．大腸癌取扱い規約の所属リンパ節分類は内腸骨動脈周囲リンパ節を263とし，さらにその中枢側を263P，末梢側を263Dと規定していて，中枢側と末梢側の境界は上膀胱動脈根部である．ただし，下部直腸には内腸骨血管の臓側枝である中直腸動脈を介して血流が分布しているので，263D郭清の際には内腸骨動脈本幹だけではなく，その臓側枝の走行にも留意する必要がある．側方領域から下部直腸に流入する血流の経路は，内腸骨動脈の比較的中枢側から分枝し，S4下縁の高さで神経叢を貫いて分布する（浅枝）パターンと内腸骨動脈の末梢枝である内陰部動脈から分枝し骨盤臓器外側に沿って肛門管上縁まで下行し，直腸の側〜前方から流入する（深枝）パターンがある（図1）．いずれも直腸からのリンパ流として重要な経路と考えられるので，これらの走行に留意して郭清を行うことが重要である（図2a, b）．

**Point** 内腸骨動脈の本幹周囲だけではなく，直腸に向かう2系統の臓側枝の走行（浅枝と深枝）を理解して郭清を行うことが重要である．

### 2. 自律神経温存263D郭清に必要な膜構造の理解

リンパ節郭清はなるべく膜構造を保って行うことで，血管走行のvariationに影響されることなく定型的に行うことが可能になる．側方郭清では従来は膜をあまり意識することなく，テーピングをするなどして内腸骨血管に沿った郭清が行われてきた．ただし，実際には内腸骨動脈周囲にも膜構造が存在する．

側方領域から見た骨盤壁の三層構造を図3に示す．図は内側臍ヒダの外側から壁側腹膜を切開し，内閉鎖筋前面，閉鎖神経周囲（283領域）が郭清されている．膀胱外側を覆い，内腸骨血管およびその臓側枝を含んでいる骨盤内臓筋膜の外側面は膀胱下腹筋膜（B′）と呼ばれる．また，骨盤臓側筋膜の内側面は尿管および下腹神経から骨盤神経叢を含む膜（B）があり，自律神経温存側方郭清ではこの両者を分離する手技が必要となる（図4）．分離後は膀胱下腹筋膜内に神経血管束に向かう下膀胱動脈が透見でき，前述のようにその一部が中直腸動脈として下部直腸に分布している．

**Point** 臓側骨盤筋膜を2葉に分けることで自律神経が温存でき，かつ下膀胱動脈周囲の郭清が可能になる．

### 3. 内腸骨血管合併切除

側方領域の拡大郭清として内腸骨血管を合併切除する方法がある[1]．これは本来側方領域のen bloc郭清を目指す術式で，以前は大動脈周囲リン

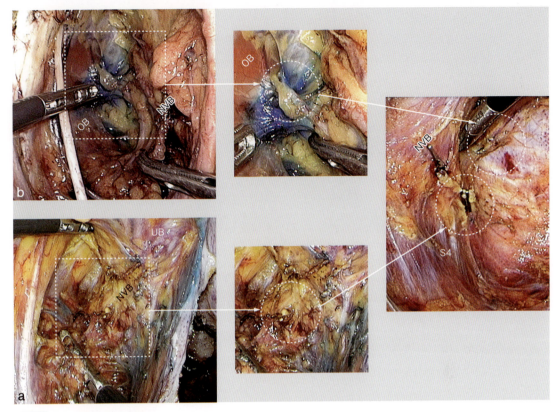

**図1** 中直腸動脈の走行
a：浅枝．膀胱下腹筋膜（切除後）内を走行し，神経血管束を貫通し，S4の下端付近から直腸に流入する．
b：深枝．神経血管束の外側に沿って下行し，肛門管上縁近傍から流入する．
OB：内閉鎖筋，UB：膀胱，NVB：神経血管束

パ節郭清から連続して行われ，壁側骨盤筋膜前面の層で自律神経も合併切除して行われた（図5）．しかし，自律神経温存手術が確立した現在では系統的な拡大郭清が行われることは少なく，仙骨神経叢前面のクリアランスの良い郭清を目指して，仙骨神経叢周囲の内腸骨血管を切除することが多い．その際，内腸骨血管，特に内腸骨静脈切除の際に壁側枝を正確に処理しないと思わぬ出血をきたすことがあるので注意が必要である．下殿静脈は仙骨神経叢後面にある梨状筋の間隙から骨盤外に向かうので切離の際に確実にクリップ，もしくはシールしないと，血管断端が筋間に埋没して止血に難渋する．また，仙骨前面に向かって外側仙骨静脈があり，正中仙骨静脈との吻合があるため

いったん出血すると止血に難渋する．いずれも分枝形態にvariationがあり事前にその位置を正確に把握するのは容易ではないため，特に内腸骨静脈切除に際してはそれらの血管の存在を十分に意識するべきである．

**Point** 特に静脈の壁側枝からの出血に注意する．止血デバイスなど不測の出血に対する備えをしておくように．

## 4. 手術手順と体位

ポート位置は通常の5 port法（カメラポートは10 mm径，右下は10 mm径ポート，その他は原則5 mm径ポートを使用）で，左側の側方郭清は術者が患者右手に立って行う．右側の側方郭清は

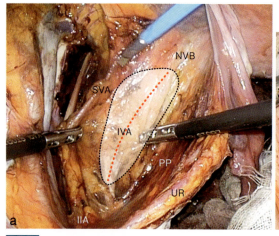
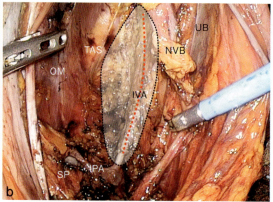

**図2** 263Dの郭清範囲

a：浅枝に沿った263D郭清範囲．内腸骨動脈から神経血管束に向かう枝の周囲を郭清する．後述のように骨盤神経叢を分離することで，自律神経の損傷を回避できる．
UR：尿管，PP：骨盤神経叢，IIA：内腸骨動脈，SVA：上膀胱動脈，IVA：下膀胱動脈，NVB：神経血管束
b：深枝に沿った263D郭清範囲．内陰部動脈から分枝して神経血管束の外側を走行して肛門管上縁の近傍まで走行を追うことができる．この血管に沿って肛門挙筋腱弓が露出するまで深部を十分に郭清する．
IPA：内陰部動脈，SP：仙骨神経叢，IVA：下膀胱動脈，TAS：肛門挙筋腱弓，OM：内閉鎖筋，UB：膀胱，NVB：神経血管束

左側に立って行うが，術者右手が骨盤深部まで到達困難な場合には患者右手に戻って行う．定型的な側方郭清の範囲は283および263としている．以下に腹腔鏡下側方郭清の手術手順の概略を示す．

① 臍動脈索（内側臍ヒダ）と外腸骨動脈の間の壁側腹膜を切開して膀胱側腔にアプローチする．

② 283郭清を行う．283の郭清範囲は，外側が内閉鎖筋，内側が膀胱下腹筋膜，尾側が閉鎖孔，腹側が内外腸骨動脈分岐部，背側が陰部神経管前面を目安にする．特に283郭清の際に膀胱下腹筋膜を意識することが重要である．閉鎖動静脈は通常合併切除している．

③ 膀胱下腹筋膜と尿管下腹神経筋膜を神経血管束手前まで分離する（図4）．

④ 膀胱下腹筋膜内の下膀胱動脈などの臓側枝周囲のリンパ節を郭清する（図2a）．また内陰部動脈から分枝し，肛門管上縁近傍まで下降する最深部の枝に沿って周囲を十分に郭清する（図2b）．郭清最深部のランドマークは肛門挙筋腱弓である．

⑤ 内陰部動脈から内腸骨動脈の本幹周囲を根部まで郭清して263D郭清終了とする．

片側の側方郭清に要する時間は約45～60分である．

**Point** 283と263を膀胱下腹筋膜を境界にして，明瞭に区別するのがわかりやすい．283は壁側骨盤筋膜前面の層（膀胱側腔）であり，263は臓側骨盤筋膜に含まれている．

［文献］
1) 森谷冝皓：直腸癌側方転移に対する拡大側方郭清―内腸骨血管合併切除の意義について―．日消外会誌 19：687-693, 1986

# Knack & Pitfalls

» 内腸骨動脈から分枝する2系統の臓側枝の走行に留意して郭清を行う．
» 膜構造を保って側方郭清を行うことで，血管走行のvariationに影響されることのない定型的な自律神経温存郭清が可能になる．
» 内腸骨血管合併切除の際には特に静脈の壁側枝（下殿静脈，外側仙骨静脈）からの出血に注意する．

---

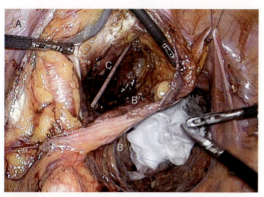

**図3** 側方領域から見た骨盤の三層膜構造

腹腔鏡下側方郭清症例．閉鎖リンパ節郭清後，閉鎖血管は切除されている．
A：壁側腹膜，B：臓側骨盤筋膜の内側面（下腹神経前筋膜，尿管下腹神経筋膜）：腎筋膜前葉から連続している．B'：臓側骨盤筋膜の外側面（膀胱下腹筋膜）：腎筋膜後葉から連続している．C：壁側骨盤筋膜（内閉鎖筋筋膜）

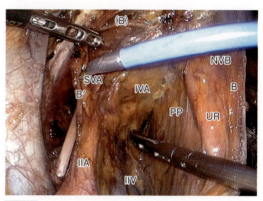

**図4** 臓側骨盤筋膜を2葉に分離したところ

B：臓側骨盤筋膜の内側面（下腹神経前筋膜，尿管下腹神経筋膜），B'：臓側骨盤筋膜の外側面（膀胱下腹筋膜）
UR：尿管，PP：骨盤神経叢，IIA：内腸骨動脈，IIV：内腸骨静脈，SVA：上膀胱動脈，IVA：下膀胱動脈，NVB：神経血管束

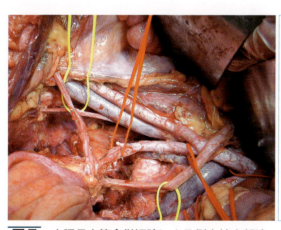

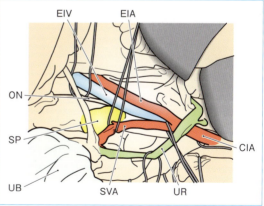

**図5** 内腸骨血管合併切除による側方拡大郭清

開腹術の術中写真．傍大動脈リンパ節郭清から連続して行われており，尿管，閉鎖神経，上膀胱動脈，精管のみ温存され，上膀胱動脈分枝以下の内腸骨血管，自律神経はすべて切除されている．
UR：尿管，SP：仙骨神経叢，CIA：総腸骨動脈，EIA：外腸骨動脈，EIV：外腸骨静脈，SVA：上膀胱動脈，UB：膀胱

## Ⅵ. 側方郭清
### 2. 剥離におけるコツ・工夫

# ③ ♯283リンパ節の最深部の郭清

長谷川 傑・坂井義治*

福岡大学消化器外科・*京都大学消化管外科

閉鎖リンパ節は進行直腸癌において転移頻度の高いリンパ節の一つであり，内腸骨リンパ節（#263）とともに側方リンパ節郭清術において重要な郭清の対象となっている[1]．リンパ節郭清操作とは解剖学的ランドマークに沿ってある区画あるいは領域を切除することであり，このランドマークは術中に恒常的に認識可能なものでなければならない．側方リンパ節は骨盤底の深い部位に存在するため，従来の開腹手術では詳細な観察は困難であったが，近年この領域にも内視鏡外科の恩恵（拡大視効果や手術動画の保存が可能な点など）が及ぶようになった．本項では腹腔鏡下の閉鎖リンパ節の郭清手技について記載する．

### 1. 閉鎖リンパ節領域の解剖学的事項

内腸骨リンパ節領域（#263）は内腸骨血管およびその泌尿生殖器への分岐（上，下膀胱血管）の周辺を含む領域であり，あたかも腸間膜のような構造をしており膀胱下腹筋膜とも呼ばれる．前方においては内腸骨血管の泌尿生殖器への分枝は骨盤内自律神経と合流して神経血管束（NVB）を形成する．

本項のテーマである閉鎖リンパ節領域（#283）はこの内腸骨リンパ節領域と骨盤壁に挟まれた領域となる．外側のランドマークとしては外腸骨動静脈から腸腰筋，恥骨，内閉鎖筋，肛門挙筋腱弓などがあげられ，内側には先述したように内腸骨血管の泌尿生殖器への分枝およびその周囲のリンパ節領域である#263領域が存在し，#263と#283領域の間には剥離可能な境界がある．また#283領域の腹側あるいは背側の最深部のランドマークとしては，先述した挙筋腱弓および尾骨筋，仙骨神経および神経叢などがあげられる．

### 2. 実際の手術操作

男性の右側方リンパ節郭清術を行った症例について側方リンパ節の郭清操作を#283番リンパ節の郭清操作を中心に解説する．

総腸骨動脈前面から外腸骨動脈に沿って腹膜および脂肪組織を切開し，さらに外腸骨動静脈，さらに腸腰筋，恥骨，内閉鎖筋などの外側のランドマークに沿って剥離を進める．前方では精管（女性では子宮円索）のレベルまでを郭清の境界としている．閉鎖孔に閉鎖神経および閉鎖血管が入る部分を確認する（図1）．この際，外腸骨血管から閉鎖孔へ流入する静脈が高頻度で存在するので損傷しないように注意が必要である．

続いて臍動脈索を内側に牽引してその外側の閉鎖リンパ節領域の脂肪組織を郭清していく．先述したようにいわゆる膀胱下腹筋膜と閉鎖リンパ節領域の間には剥離可能層（泡の層）があるため，適切に緊張をかけて剥離可能層を認識して操作を進めることが重要である．外腸骨血管末梢部付近ではリンパ漏の防止のためクリップの後切離をする（図2）．

正しい層で剥離操作をさらに奥に進めると，内側にNVBを構成する動静脈が透見されるようになる．また，閉鎖リンパ領域の脂肪組織内を走行する閉鎖神経および血管が同定される．われわれは合併切除の必要がなければ閉鎖神経は温存して

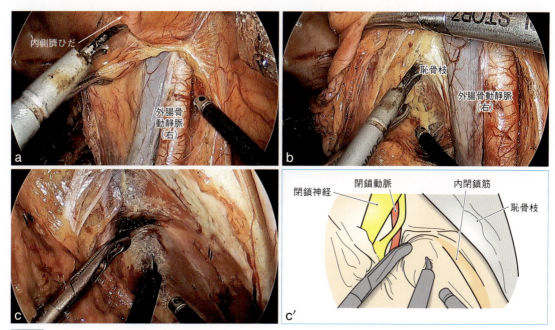

**図1** 閉鎖リンパ節領域外側の剝離

a：外腸骨動静脈に沿って腹膜および脂肪組織を切開し郭清の外側縁を決める．
b：外側のランドマークに沿って剝離を進める．
c：内閉鎖筋に沿って剝離を前方に進めると，閉鎖孔に入る閉鎖神経，閉鎖血管が同定される．

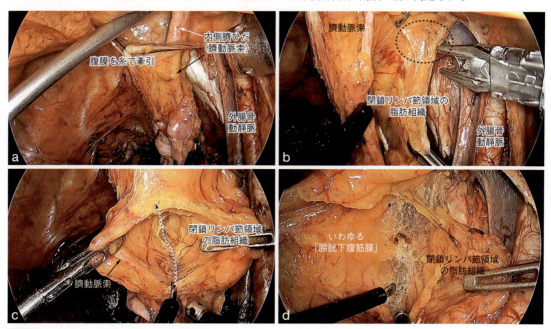

**図2** 閉鎖リンパ節領域内側の剝離

a：内側臍ひだ（臍動脈索）を同定．視野展開のために腹膜を牽引している．
b：外腸骨血管の末梢付近では鼠径部へ向かうリンパ管をクリップしている．
c：臍動脈索と閉鎖リンパ節領域の脂肪組織を牽引すると疎の剝離可能層が認識できる．
d：さらに奥に剝離を進めているところ．

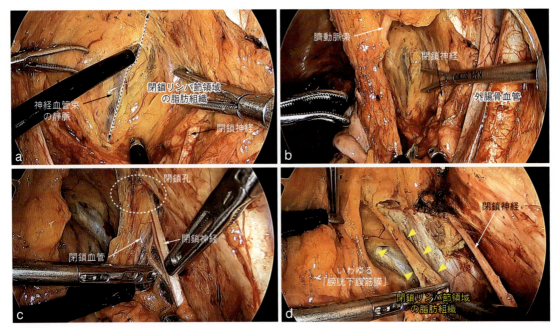

**図3** 閉鎖リンパ節深部の郭清1
a：閉鎖リンパ節領域の内側深部ではNVBの血管（下膀胱血管の末梢側）が透見でき，よいランドマークとなる．
b：aを遠景で見たところ
c：閉鎖孔付近で閉鎖神経のみを温存して，閉鎖血管は切離する．
d：閉鎖血管を処理して最深部の郭清を行っている場面．ランドマークに挟まれた脂肪組織を確実に郭清する．

いるが，閉鎖動静脈は切離している（図3）．閉鎖血管の処理を行うとさらに深部の展開が可能になるので，内側のNVBと外側の挙筋腱弓の間の脂肪組織を取り残さないように郭清操作を進める．そのためには膀胱下腹筋膜と閉鎖リンパ節領域との間にしっかり緊張をかけて剝離層を出していくことが肝要である．閉鎖リンパ節の剝離操作を大坐骨孔付近まで行っておく（図4）．

**Point** 腹側ではNVBと挙筋腱弓の間の脂肪組織を取り残さないように注意する．

続いて視野を変え，内外腸骨血管の分岐部から内腸骨血管本幹を露出するようにリンパ組織の郭清操作を末梢側に進めていく（図5）．内外腸骨血管分岐の股の間で閉鎖神経の中枢側を確認し末梢側まで神経を全長にわたって温存する．また，閉鎖神経の背側で内腸骨静脈本幹を同定し，静脈本幹を露出する層で末梢側に向けて閉鎖リンパ節と内腸骨リンパ節を一塊として郭清していく．内腸骨動脈は静脈に比べより腹側（浅い部分）を走行していること，また内腸骨血管系の分岐のバリエーションは非常に豊富であることなどから郭清の際には注意が必要である（図6）．通常はこのレベルを郭清の深さのランドマークとしているが，内腸骨血管は外側の骨盤壁の方向に枝を数本出していることが多く，重点的な郭清の必要がない場合には，これらの血管を温存する層にて剝離を進めるが，しっかり郭清する必要がある場合にはこれらの血管を切離し，より深い層つまり仙骨神経を露出する層で剝離を行うこともできる（図7, 8）．その場合エネルギーデバイスによる神経への熱損傷に気をつける．

**Point** 内腸骨血管，特に静脈はバリエーションが多いので損傷しないように留意する．仙骨神経叢への熱損傷にも留意が必要である．

③#283リンパ節の最深部の郭清

≫ 複雑な解剖を理解し，最深部のリンパ領域を取り残さないよう注意する．
≫ NVBおよび肛門挙筋腱弓が腹側の郭清底面のランドマークである．
≫ 内腸骨血管，特に静脈および仙骨神経叢を背側の郭清底面の目安とする．

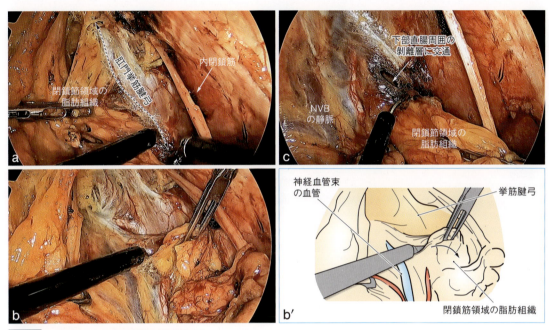

図4 閉鎖リンパ節深部の郭清2
a：閉鎖リンパ節最深部外側のランドマークは肛門挙筋腱弓である．
b：内側のNVB，外側の挙筋腱弓との間の脂肪組織を背側方向に郭清していく．
c：原発巣切除のためのTME（直腸間膜全切除）の剝離ラインと交通することもある．

## おわりに

われわれの行っている腹腔鏡下側方リンパ節郭清術の手術手技を閉鎖リンパ節郭清の操作を中心に解説した．

［文献］

1) Sugihara K, et al：Indication and benefit of pelvic sidewall dissection for rectal cancer. Dis Colon Rectum 49：1663-1672, 2006

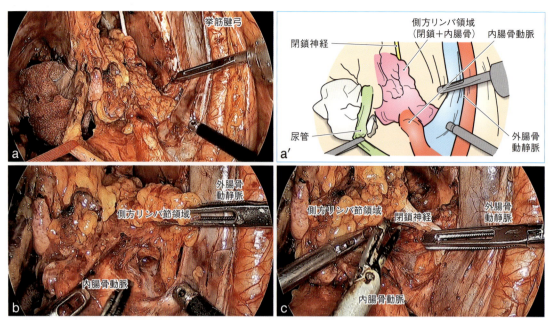

**図5** 中枢側からの剥離操作1

a：視野を変えて，内外腸骨血管分岐部から末梢側に剥離を進めていく．
b：内腸骨動静脈を露出しながら閉鎖および内腸骨リンパ節を郭清していく
c：内外腸骨血管分岐部にて閉鎖神経の中枢側を同定し，全長にわたり温存しておく．

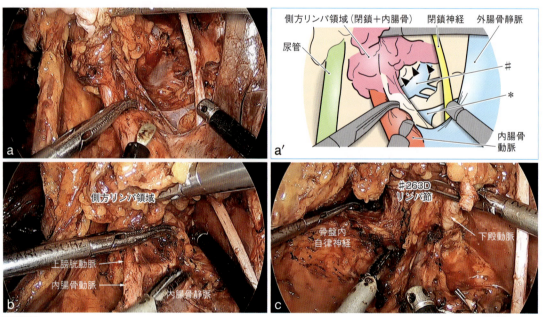

**図6** 中枢側からの剥離操作2

a：内腸骨静脈（#）および側方へ向かう分枝（*）を郭清の底面として，リンパ節領域を剥離していく．
b：内腸骨動脈は静脈に比べ腹側（浅い層）を走行している．内腸骨静脈のレベルを郭清の底面として意識している．
c：本症例では#263Dリンパ節郭清のために内腸骨動脈を一部合併切除している．（#263リンパ節の郭清の詳細は170頁を参照のこと）

③#283リンパ節の最深部の郭清

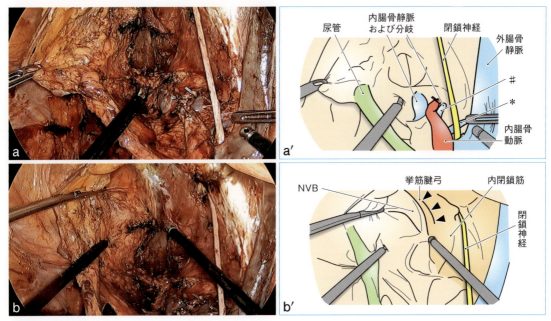

**図7** 郭清終了図

a：内腸骨静脈のレベルを郭清の底面としている．内腸骨動脈は一部合併切除されている．#，＊は図6a′の静脈に相当する．
b：挙筋腱弓とNVBが郭清のランドマークとなっている．

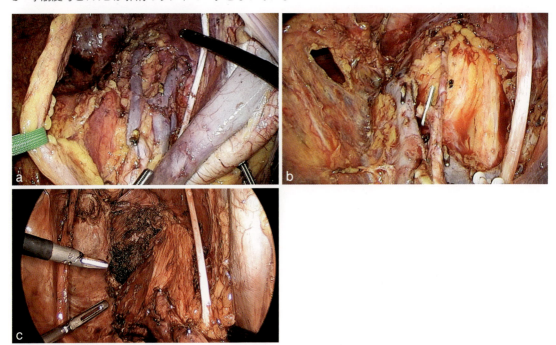

**図8** 郭清終了の場面（他症例）

a，b：内腸骨血管を温存した症例．内腸骨静脈を十分に露出する層で剝離を進める．aでは内腸骨動脈は合併切除されている．
c：内腸骨血管を合併切除，仙骨神経叢が露出している．

## VI. 側方郭清
### 3. 側方郭清におけるピットフォール・偶発症の対応

# ① 内腸骨静脈枝からの出血に対する対応

池田正孝・関本貢嗣

国立病院機構大阪医療センター外科

## 1. 術前準備

側方郭清の際には，内腸骨静脈系からの出血が起こることを想定して，止血と吸引のデバイスを準備しておく必要がある．

われわれは，止血デバイスとしてエルベ社のVIOを使用し，ソフト凝固モードで用いている（図1）．先端の電極はボール型である．ソフト凝固は通常の電気メスとは異なり，低電圧で放電させずに組織を切開することなく，ジュール熱のみで組織を脱水・乾燥し，組織の収縮・蛋白変性で止血するものである．先端からの生理食塩水の滴下速度は1滴/1秒程度に調整し，エフェクト7・80Wの条件で用いている．長時間ソフト凝固を用いると，周辺組織の変性や熱の影響が出るのでできるだけ速やかな止血を心がけている．止血に際しては，助手の吸引鉗子による圧迫止血と吸引操作で損傷部分を凝固していく．電極先端を強く押しつけるのではなく，組織に当たるか当たらないかぐらいの距離で水滴を介して組織を凝固させるイメージで止血するとよい．

止血デバイスとともに重要なものは吸引のデバイスである．確実に血液を吸引することができるデバイスであればいずれの吸引装置でも問題ない．われわれはStryker™のStrykeFlowを用いている．先端の長さが通常の32cmに加え45cmの先端も準備している．体腔外で腹腔鏡と干渉したり，止血点まで届かない時に使用している．出血したときにはすぐに使用できるように準備しておくだけでなく，出血の可能性の高い部分の郭清

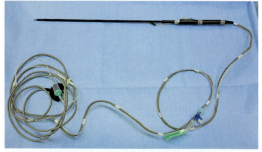
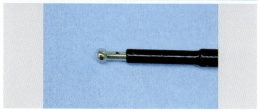

**図1** 止血器具

ソフト凝固．われわれは先端がボール型の電極を使用している．

時には助手が吸引鉗子を用いながら視野展開をすると出血時の対応がスムーズになる．

また，術前の準備として，症例ごとの骨盤内血管の解剖の把握が重要である．術前の画像で，おおよその血管の走行，分岐形態を確認しておく．また，側方転移を認める場合は特にその周辺の静脈の走行部位，静脈径，動脈との位置関係を確認しておくとよい．

**Point** 術前の準備として止血器具およびその使用方法，吸引管，ならびに解剖の把握が大切である．

## 2. 術中操作

まず大切なことは，出血させないことである．そのためには出血のない，クリアな視野のもとで郭清操作を行う．#283の外側背面の骨盤壁へ向かう小血管からの小出血などはその都度丁寧に止血する．出血のない剝離層を確保することで動脈のみならず，静脈の枝も確認することができ，思わぬ出血を予防できる．術中出血の原因で多いのが，静脈枝の確認不足による中途半端な凝固切開や牽引による出血である．郭清操作を丁寧に行い，静脈枝を確実にクリップまたは凝固した後切離する操作を心がけることで大きな出血は減少する．特に，上膀胱静脈の根部付近からの出血には注意をする必要がある．内腸骨動脈から分岐する臍動脈を確認した後，内陰部動脈を尾側へ剝離をする時は，上膀胱静脈が腹側に走行している可能性を考え，特に静脈壁に注意しながら郭清操作を進めていく必要がある．

**Point** 術中はできるだけ出血しないように丁寧な操作を心がける．特に静脈には注意をはらう．

## 3. 出血時の初期対応

出血した場合はまずそのコントロールを行う．術者と助手の適切な連携が必要で，吸引管や鉗子などで出血部位を適度に圧迫し止血をする．静脈壁は非常に脆弱であるため，過度な圧迫は静脈壁を損傷し，かえって出血点を大きくしてしまうことがあるので注意が必要である．特に，放射線治療などの前治療歴のある再手術症例は注意が必要である．出血点の確認が困難で，出血のコントロールができない場合は，可能ならさらに頭低位・骨盤高位にし，気腹圧を上昇させ，ガーゼによる圧迫を行う．静脈からの出血であればほぼこの方法で初期対応は可能である．しばらく圧迫を続けることで出血がコントロールできるようになる．初期対応ができない場合は開腹移行となる可能性があるが，われわれはこれまでにそのような経験はない．これまでの開腹手術の経験からは開腹での止血もこのような出血の場合かなり難渋す

ることが多い．開腹手術の利点は縫合止血が行いやすい点と考えている．男性で狭骨盤症例などでは開腹移行にすることでかえって操作がむずかしくなる可能性も考慮すべきである．

**Point** 出血した場合は初期対応が大切である．出血で視野がとれなくならないように血液の吸引，圧迫が大切．気腹圧を上げ，骨盤高位にすることも有効である．

## 4. 止血操作

出血のコントロールができれば，圧迫部位を徐々に解除する．解除にてoozing程度であればそのままソフト凝固にて止血する．出血点より図2aのような出血があっても吸引で出血をコントロールしながらソフト凝固にて止血を行うことができる．図2bのように出血点を吸引管で軽く圧迫し，出血をコントロールできることを確認し，吸引管を少しずらしながら出血している血管周囲の組織を凝固する（図2c）．吸引操作が非常に重要で，出血部位を確実に認識し，短時間の吸引で視野を出すことが肝要である．そのときに吸引管での的確な圧迫止血も重要で，吸引ばかりすると思わぬ大出血につながることがある．図2dに止血後の状態を示す．ソフト凝固を行った部位の剝離層は確認しづらくなるので，次の操作は正しい剝離層がわかるところから始め，周辺の剝離ラインを出してから最後に止血部位を処理するとよい．

図3に内腸骨静脈本幹からの出血をクリップにて止血した症例を示す．術者の左手鉗子で止血点を把持でき，周囲の剝離が可能な場合は図3bのように丁寧に血管周囲を剝離し，クリップをかける．本例では中枢側にまずクリップをかけ，吸引で視野を確保しながら（図3c），末梢側にクリップをかけ止血した（図3d, e）．その後，内陰部静脈を切離し，末梢側の静脈の合併切除を行った（図3f）．

大きな損傷になるとソフト凝固で対応できない場合もある．図4は上膀胱静脈根部付近の静脈壁が裂けて出血した例である．図4aに出血点を確認しているところを示す．吸引管の先端，有窓鉗

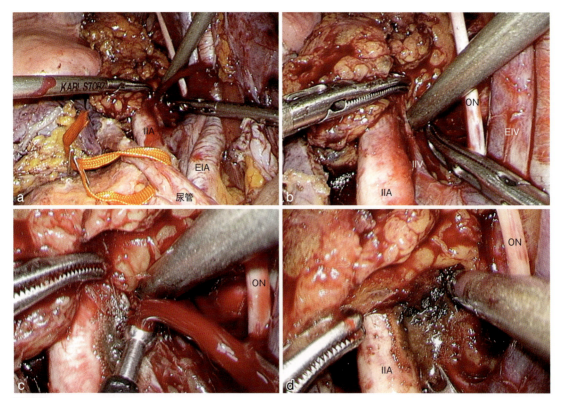

**図2** ソフト凝固にて止血した例
a：内腸骨静脈からの出血．
b：吸引管で圧迫止血できることを確認．
c：吸引管を少しずらしながらソフト凝固で止血．
d：止血後．
EIA：外腸骨動脈，IIA：内腸骨動脈，EIV：外腸骨静脈，IIV：内腸骨静脈，ON：閉鎖神経

子，電気メスの先で展開された部分に損傷部であり，かなり大きい．圧迫で一時止血はできたものの，ソフト凝固のみでの止血は困難であった（図4b）．このような場合は血管クリップを使用した止血方法が有効な場合がある．われわれはAesclap®の血管クリップを使用している（図5）．図4cに内腸骨静脈からの最初の小出血ポイントを示す．その部の静脈の処理が確実に行えなかったために大きな出血となった．このように，郭清時に静脈壁がわかりにくい時があるため内腸骨から臍動脈が分岐した後の内陰部動脈周囲の剝離は慎重に行う必要がある．本症例では内腸骨静脈の中枢と末梢で図4dのように血管止血クリップをかけ出血をコントロールできるようにした後に，損傷部位を縫合閉鎖した（図4e）．

**Point** 出血はソフト凝固でかなりの場合止血可能であるが，他の止血方法として，クリップを用いた方法や，血管クリップで血流を遮断したあと縫合する方法がある．

側方郭清は基本的には膜の剝離であり，正しい層を進む限り大きな出血が起こることは少ないが，リンパ組織・脂肪組織を血管から剝離する際に損傷する場合があるので十分注意する必要がある．われわれも経験を積むに従って大きな出血は減少してきている．しかし，血管走行の変位などがあると思わぬ出血が起こる場合があるため，術前の解剖確認・出血に備えた準備が必要である．

（執筆協力者：三宅正和・植村　守）

①内腸骨静脈枝からの出血に対する対応

# Knack & Pitfalls

>> 術前に解剖の把握を行い，止血器具（ソフト凝固），吸引鉗子を準備する．
>> 出血時は初期対応が大切で，吸引や圧迫をすることで視野を確保する．
>> 吸引・圧迫で視野を確保しながらソフト凝固で止血できる場合が多い．
>> 血管クリップで出血をコントロール後，縫合止血する手技も重要である．

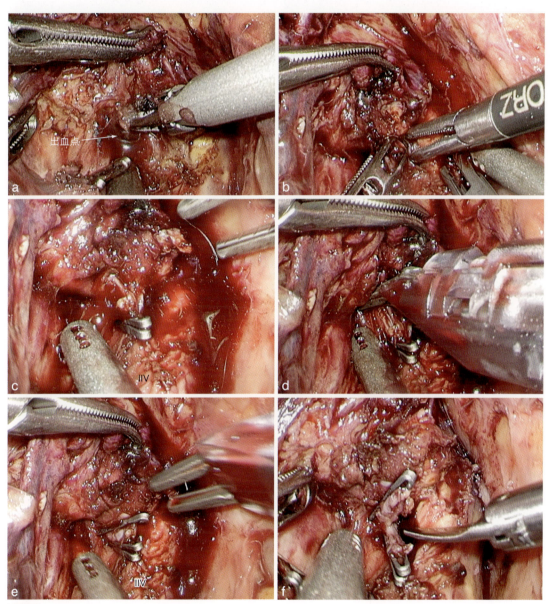

**図3** クリップにて止血した例

a：血管剥離時に出血，b：術者の左手鉗子で出血をコントロールし，内腸骨静脈周囲の剥離．
c：中枢側をクリップ，d，e：末梢側をクリップ．
f：内腸骨静脈を切離し合併切除した．
IIV：内腸骨静脈

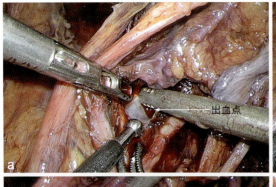
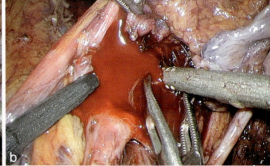
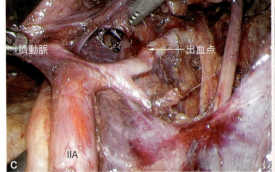
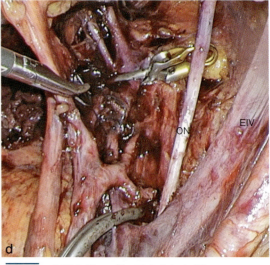
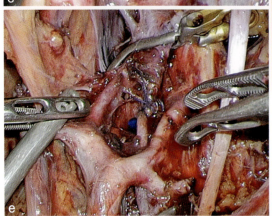

**図4** 血管クリップにて止血した例

a：出血点を鉗子，ソフト凝固，吸引管で圧迫し確認しているところ，内腸骨静脈の血管内腔が見えている．
b：吸引しながらソフト凝固するも出血の勢いが強く止血困難であった．
c：最初は図のような小出血であった．
d：内腸骨静脈の中枢と末梢を血管クリップで確保し出血のコントロールを行ったところ．
e：内腸骨静脈を縫縮し，止血をすることができた．
IIA：内腸骨動脈，EIV：外腸骨静脈，ON：閉鎖神経

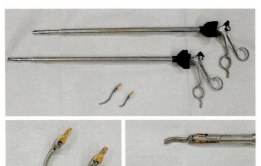

**図5** 腹腔鏡用の血管クリップ

①内腸骨静脈枝からの出血に対する対応

## One Point Advice

# エネルギーデバイスの選択：利点と欠点
## 肥田侯矢・高橋　亮［京都大学消化管外科］

◆ 側方郭清に用いるエネルギーデバイス

側方郭清は必要な動脈，静脈，尿管，神経を温存しつつリンパ節を過不足なく切除する手技で，エネルギーデバイスの必要性も高い術式である．ここではエネルギーデバイスの利点と弱点についてまとめてみた．

◆ モノポーラ電極で一筆書き

電極と対極板の間に電流を流し，器具と接する組織の切開，凝固を行う．ピンポイントの止血，切開をすることが効果的な使い方である．焦げると通電せず切れなくなり，止血に時間がかかると周辺組織の熱損傷をきたす．対極板が必要であるが費用は比較的安価で切開速度が速く，止血の必要性が低いところでの利用に力を発揮する．電極には一筆書き（連続切開）に有用なヘラ型，引っ掛けて切開するフック型などがある．

- 止血困難な場面でソフト凝固

凝固モードの一種であるが，比較的低温で組織を凝固させる．ボタン電極など面で接地させると効果的に表面が凝固する．深部への影響が少なく，側方郭清の出血時には有用である．

◆ バイポーラ電極で間を止血

二つの電極の間に挟まれた組織だけが通電され，周辺に影響が少ない．対極板は不要．比較的止血力は高いが，切開はできない．止血力を高めた道具や，切開の機能を付加した器具が開発されている．

- 鋏機能を付加したバイポーラシザーズ

鋏型の器具のそれぞれの刃に電極をつなげることによって，刃と刃の間に挟まれた組織を凝固止血させ，引き続いて鋏で切離することが可能である．

- 止血に強いvessel sealing device

バイポーラの一種であるが，組織閉鎖（seal）の機能を高めた．7mmまでの血管閉鎖がFDAで承認されているが，刃に組織が付着すると閉鎖が不十分になる可能性もあり，注意が必要である．先端は閉鎖されにくい．剥離鉗子の機能を付加した製品も開発されている．

◆ 止血と切開の超音波凝固切開装置

アクティブブレードと呼ばれる端子が高速に振動し，摩擦エネルギーを発生させ，組織の凝固・切開を行う．止血力はモノポーラとsealing deviceの中間にあたり，細い血管に関しては止血しながら切開が可能（3.5mmまで）．先端を開くことで鉗子のように使うこともできる．キャビテーションという特有の現象があり，ブレード先端から振動が伝わり，器具の先端方向で組織の副損傷を起こす危険性がある．これを減らすためにブレードが先細りの形状に開発されてきた．また，切開後のブレードはかなりの高温で，組織に接すると容易に熱損傷をきたすので切開時の向きには注意が必要である．

◆ 複合機

sealing deviceの機能と，超音波凝固切開装置の機能を併せ持つ器具も製品化されている．

比較的細い血管は超音波凝固切開装置で切り，太めの血管は閉鎖することで，強力な止血力と切開能を併せ持つdeviceである．ただし，止血の過程で器具先端はかなり高熱になりがちであり，長時間使用時にはティシューパッドが損傷していないか気をつける必要があり，組織の圧排にも配慮が必要である．

◆ nonエネルギーデバイスも重要

最後に，通常の鋏やメスであるが，鋭的な切開においてエネルギーデバイスに勝る．側方郭清領域においても，神経周囲などでは鋏で切開を行う場面もある．鋏に電極をつけるとモノポーラとしても使用可能で，ロボット手術では頻用されている．いずれの器具を使用するときにも，その止血力，周囲組織への影響に十分留意して選択することが肝要である．

## One Point Advice

# 血管合併切除の適応と手技

池田正孝・関本貢嗣 ［国立病院機構大阪医療センター外科］

　側方郭清は画像上明らかなリンパ節腫大を伴わない郭清と，画像上転移を疑う場合の郭清がある．双方の郭清は原則的に同じであるが，後者の場合はより確実な郭清をするために血管合併切除を必要とすることが多い．

◆ 血管合併切除の適応

　血管合併切除の適応となる側方リンパ節転移部位は#283と#263である．#273や#293で総腸骨・外腸骨動脈の合併切除が必要となる症例は，血行再建が必要であるため適応としていない．

　頻度が高い転移部位は#263Dであり，次に#283となる．#263に術前画像診断で1cm程度の明らかに腫大したリンパ節がある場合は，確実な郭清を行うためには血管合併切除が必要である．その理由は，内陰部動脈の背側は坐骨神経表面の疎な組織があり，背側への枝や内陰部静脈が存在するもののen blocな郭清としての剝離面が出るからである．内陰部動脈を温存し，下膀胱動静脈の膀胱に向かう枝を処理して郭清を行うことも可能であるが，郭清効果と手技に要する時間のバランスを考慮して，われわれは血管合併切除を行っている．内陰部動脈のみの合併切除で対応できることが多いが，場合によっては静脈の合併切除が必要となる．上殿動脈・臍動脈より末梢の血管合併切除でほとんど対応可能である．上殿動脈を処理し，内腸骨動脈の根部からの血管合併切除も可能であるが，その場合は膀胱への血流温存のため反対側の血管は温存する必要がある．

◆ 血管合併切除の手技

　基本的には通常の手順にて側方郭清を行う．臍動脈を確認し，その部より末梢で血管をクリッピングした後に切離する．比較的太い血管であることが多いので脱落の少ない，ヘモロッククリップ（Weck® Hem-o-lok®）を使用している．内陰部動脈を切離し，腹側へ牽引し血管の背側を確認しながら尾側への剝離を進めていく．ポイントは内外腸骨静脈分岐部で#283リンパ領域の頭側を確認し，閉鎖神経を温存したところで，背側の坐骨神経とすぐ内側に走る内腸骨動脈を確認する．内腸骨動脈をこの部で確実に露出し，臍動脈を確認する．臍動脈が確認できれば，その末梢で血管をクリップした後切離する．内陰部動脈の背側，坐骨神経の腹側で剝離層が出る．途中，背側に向かう下殿動脈が確認できればそれもクリッピングの後切離する．内陰部静脈を確実に露出することがポイントで，静脈壁を確実に視野に入れながら，腹側に向かう下膀胱静脈の根部で血管を処理するのが安全である．内陰部動脈は背側の枝を切離すると比較的腹側への牽引がしやすい．最終的にはいわゆるAlcock管（陰部神経管）流入部まで確認し，そこでクリッピングの後切離する．内陰部静脈を合併切除する必要がある症例は，かなり大きな転移巣がある場合が多いので，さらに慎重に操作を行う必要がある．内陰部静脈は背側に枝を出していることが多く，坐骨神経のすぐ腹側を走行しており，合併切除を行う際は，それらの枝を確認し切離する操作が必要となる．

　次に，膀胱側の下膀胱動静脈血管の末梢側の切離が必要となる．臍動脈をメルクマールに，その外側より膀胱下腹筋膜を露出する．その層を尾側まで剝離することで下膀胱静脈を確認することができる．そのすぐ尾側は内閉鎖筋筋膜から続く内骨盤筋膜（endopelvic fascia）となるためその層を出しておくとその後の操作が行いやすい．次に，臍動脈根部内側より膀胱下腹筋膜を背側から腹側へ，上膀胱動脈を損傷しないように尾側へ剝離する．こうすることで，下膀胱動静脈を，膀胱外側の腹側より背側に向かう剝離面と，内側の背側から腹側に向かう剝離面で，膀胱流入部で挟みうちにすることができる．

◆ 注意点

　#283のリンパ節転移では閉鎖動静脈に加え，閉鎖神経も合併切除が必要になることが多く，その場合は閉鎖神経の支配領域の大腿内側面の皮膚知覚障害ならびに大腿の内転障害が起こる．

（執筆協力者：三宅正和・植村　守）

# 和文索引

## あ
圧迫止血　31
アルゴンレーザー　92

## う
右側 S 状結腸　96, 104
右側結腸間膜　18

## お
横行結腸癌　42, 49, 50, 70
横行結腸間膜　44, 62, 72, 76, 85, 88
──近傍　19
──根部　18
──前葉　48
横行結腸切除（術）　50, 60, 70
横行結腸部分切除　49
扇の中心部　14

## か
回結腸血管　2
外腸骨静脈　166
開腹移行　34
拡大結腸右半切除　49
括約筋間直腸切除術　134
下腹神経　106
下部直腸癌　120
肝結腸間膜　44
肝結腸靱帯　21, 50
肝彎曲進行癌　10
肝彎曲部　21

## き
機能的端々吻合　9, 16, 81, 109
──再建　57
気腹圧上昇　181

吸引のデバイス　180
挟撃アプローチ　14
凝血塊　32
挙筋上腔の開放　128
挙筋上腔 U 字型剝離　128

## く
クリップ止血　33

## け
経肛門的切除　150
血管合併切除　186
血管処理　26
血管シーリング装置　92
結合線維叢　97
結腸右半切除（術）　22, 36, 49
結腸左半切除術　89
血流　114

## こ
後腹膜下筋膜　10, 19
肛門管内の剝離　133
肛門管背側の剝離　133
肛門機能　150
肛門挙筋　134
骨盤高位　181
骨盤神経叢　129, 141, 160, 173
骨盤内臓神経　128, 129
固定　104

## さ
臍動脈　186
坐骨神経　186

## し
脂肪境界　100
十二指腸　27

── 3rd portion　2
──下行部外側　20
──間膜　52
──浸潤　36, 38, 39
──水平脚　54
──水平部　19
術中内視鏡検査　150
上下腹神経叢　105
小腸間膜基部　10, 18
上膀胱動脈　167
助手の展開　128
助手の立体的な直腸の牽引　128
自律神経温存手術　171
神経血管束　129, 133, 141, 149, 160, 170, 174
神経前面の層　14
進行直腸癌　174

## せ
性腺血管　98, 105
仙骨神経叢　171, 176
前側壁の剝離　133
前壁正中の剝離　133

## そ
側方リンパ節郭清　162, 172, 174
側方リンパ節転移　160
組織接着シート　92
ソフト凝固　31, 180, 185

## た
大腸ステント　145

## ち
中直腸動脈　121, 131, 134
超音波凝固切開装置　31
腸管血流　112
超低位前方切除　138

直腸間膜　131, 136, 141
直腸固有筋膜　97, 106, 121
直腸背側の授動　132
直腸膨大部の剥離　132

## つ

追加切除　151
衝立て状展開　10, 14

## て

低位前方切除　136

## な

内陰部静脈　186
内陰部動脈　186
内外腸骨血管分岐部　167
内腸骨血管　169, 170
内腸骨静脈　162, 180
内腸骨動脈　162, 170, 173, 176, 186
内閉鎖筋　166

## ね

熱損傷　32

## は

剥離　120
　——というより彫刻　129
バルーンつきカテーテル　156

## ひ

脾結腸曲　92
脾結腸靱帯　50
左腰内臓神経　98
被膜損傷　92
脾彎曲　48
　——部授動　114

## ふ

腹腔鏡下手術　49, 120
副中結腸動脈　65
副右結腸静脈　52, 66, 71

## へ

閉鎖孔　166, 172, 174
閉鎖神経　161, 166, 170, 174, 186
閉鎖リンパ節　174
閉塞性大腸癌　145
閉塞性直腸癌　146, 147

辺縁動静脈　101, 112, 114
辺縁動脈　98, 110, 113

## ほ

膀胱下腹筋膜　167
縫合不全　112, 156

## み

右胃大網静脈　52, 62
右胃大網動静脈　19

## も

網嚢右縁　63
網嚢腔　45, 50, 62
網嚢前壁　62

## ゆ

癒着　104, 108

## り

リークテスト　156
#263リンパ節　160
#283リンパ節　166

## 欧文索引

### A B

accessory middle colic artery（AMCA） 65
Alcock管 186
ASPDV 5, 43, 52
bulky N2 118

### C

colo-anal anastomosis（CAA） 150, 151, 158
counter-traction 100, 104
covering stoma 156
cranial-to-caudal approach（CCA） 85
CTA血管構築画像 68
CT-colonogram 50

### D

D3郭清 22, 109
Denonvillier筋膜 121, 130, 133, 143, 149
distal margin 150, 158
double stapling technique（DST） 101, 109, 113, 150, 156, 158
── 吻合 110, 124

### G H

GCT 5, 29, 31, 36, 42, 50, 52, 60, 62, 66, 71
──への流入部 12
Griffiths' point 84
hiatal ligament 148

### I

ICA 4, 31, 36, 49
ICA・V 18, 22, 27, 54, 58, 66, 77
ICG蛍光法 112
ICV 4, 12, 31, 36
IMA 76, 83, 84, 89, 96, 105, 108, 109, 114, 118, 121
IMV 48, 65, 76, 83, 84, 89, 96, 110, 114, 121
inferior approach 72
intersphincteric resection（ISR） 134, 148, 158

### L

lateral approach 100, 107, 114, 118
LCA 76, 83, 84, 89, 96, 98, 109, 114, 121
leak test 156
linear stapler 101, 151

### M

MCA 5, 14, 27, 40, 43, 49, 54, 61, 66, 71, 76, 83, 84, 88, 108
MCA・V 26, 31, 50, 58, 66, 77
MCV 5, 23, 29, 40, 43, 52, 61, 62, 67, 71, 77, 86, 91
MDCT 65
medial approach 2, 58, 65, 76, 88, 97, 104, 114, 118, 120
multiple firing 158

### N

neurovascular bundle（NVB） 129, 133, 141, 149, 170, 174
no touch technique 16

### P

perineal body 148

persistent descending mesocolon（PDM） 108
pincer approach 77

### R

RCA 5, 28, 31, 33, 49
RCA・V 26
RCV 28
retromesentric medial approach 10

### S

S状結腸 108
SMA 14, 23, 27, 49, 52, 61, 67, 72, 76, 83, 84, 88
SMA・V 12, 23, 26, 31, 50, 58
SMV 4, 12, 22, 27, 31, 42, 52, 58, 62, 66, 71, 77, 86
SRA 83, 108, 122
superior approach 50, 60, 64, 71
surgical trunk 2, 12, 22, 32, 40, 42, 49, 59, 66

### T

3D angiography 84
3D-CT 31, 70, 77
── angiography 65
Toldt筋膜 18
total mesorectal excision（TME） 134, 141, 160
Treitz靱帯 48, 64, 72, 76, 96
Treitz膵後筋膜 18
tumor specific mesorectal excision（TSME） 141

検印省略

## 腹腔鏡下大腸癌手術の要点と盲点

定価(本体 9,000円+税)

2016年10月 3 日　第1版　第1刷発行
2017年 7 月 6 日　　同　　第2刷発行

編　者　杉原　健一・坂井　義治
発行者　浅井　麻紀
発行所　株式会社 文光堂
　　　　〒113-0033　東京都文京区本郷7-2-7
　　　　TEL（03）3813 – 5478（営業）
　　　　　　（03）3813 – 5411（編集）

ⓒ杉原健一・坂井義治, 2016　　　　　　　　　　　印刷・製本：真興社

乱丁, 落丁の際はお取り替えいたします.

ISBN978-4-8306-2342-4　　　　　　　　　　　　Printed in Japan

・本書の複製権, 翻訳権・翻案権, 上映権, 譲渡権, 公衆送信権（送信可能化権を含む）, 二次的著作物の利用に関する原著作者の権利は, 株式会社文光堂が保有します.
・本書を無断で複製する行為（コピー, スキャン, デジタルデータ化など）は, 私的使用のための複製など著作権法上の限られた例外を除き禁じられています. 大学, 病院, 企業などにおいて, 業務上使用する目的で上記の行為を行うことは, 使用範囲が内部に限られるものであっても私的使用には該当せず, 違法です. また私的使用に該当する場合であっても, 代行業者等の第三者に依頼して上記の行為を行うことは違法となります.
・JCOPY〈出版者著作権管理機構　委託出版物〉
本書を複製される場合は, そのつど事前に出版者著作権管理機構（電話 03-3513-6969, FAX 03-3513-6979, e-mail：info@jcopy.or.jp）の許諾を得てください.